我
们
一
起
解
决
问
题

治愈系心理学

CRAVING

Why We Can't Seem to Get Enough

与自我和解

超越强迫、成瘾和自毁行为的治愈之旅

【美】奥马尔·马涅瓦拉（Omar Manejwala） 著

郑炜翔 译

人民邮电出版社

北　京

图书在版编目（CIP）数据

与自我和解：超越强迫、成瘾和自毁行为的治愈之
旅／（美）马涅瓦拉（Omar Manejwala）著；郑炜翔译
. —北京：人民邮电出版社，2015.7
（治愈系心理学）
ISBN 978-7-115-39580-1

Ⅰ. ①与… Ⅱ. ①马…②郑… Ⅲ. ①心理保健—普
及读物 Ⅳ. ①R395.6-49

中国版本图书馆 CIP 数据核字（2015）第 130569 号

内 容 提 要

当想得到某物的欲望足够强烈时，我们几乎会用尽一切办法来获得它——有时甚至不惜损害
自己的身体、智力以及人际关系。我们为什么会强烈地感觉自己需要某些东西（比如，食物、香
烟、酒、网络或性）？为什么感觉无法控制？怎样才能恰到好处地满足它们而又避免放纵？

在《与自我和解：超越强迫、成瘾和自毁行为的治愈之旅》一书中，强迫行为领域的专家奥
马尔·马涅瓦拉博士基于最新的脑科学、心理学、认知科学和神经生物学，从神经递质、认知偏
差、大脑可塑性等视角出发，深入剖析了各种各样的渴求现象以及由此引发的强迫、成瘾和自毁
行为，解释了我们总是陷入不满足和内在冲突的原因，并根据多年的临床经验提出了诸多实用的
应对策略。

如果你无法克制自己的强迫行为，如果你因无法满足成瘾渴求而焦躁不安，如果你想帮助家
人或朋友戒除恶习，那这本书将给你希望和激励，帮助你通过改变行为来重组大脑，从而彻底摆
脱渴求，与自我和解。

◆ 著 【美】奥马尔·马涅瓦拉（Omar Manejwala）
  译 郑炜翔
  责任编辑 贾福新
  执行编辑 贾璐帆
  责任印制 焦志炜
◆ 人民邮电出版社出版发行 北京市丰台区成寿寺路 11 号
  邮编 100164 电子邮件 315@ ptpress. com. cn
  网址 http://www. ptpress. com. cn
  北京七彩京通数码快印有限公司印刷
◆ 开本：700×1000 1/16
  印张：15 2015 年 7 月第 1 版
  字数：150 千字 2024 年 12 月北京第 31 次印刷
  著作权合同登记号 图字：01-2014-8386 号

定 价：45.00 元
读者服务热线：（010）81055656 印装质量热线：（010）81055316
反盗版热线：（010）81055315
广告经营许可证：京东市监广登字20170147号

关于本书的赞誉和推荐

从轻微的糖类渴求到药物成瘾及酒精成瘾的危险复发，医学博士马涅瓦拉一路探索了各种渴求的根源及其应对方法。

德鲁·平斯基（Drew Pinsky），《德鲁医生，随叫随到》
（*Dr. Drew On Call*）节目主持人

作者马涅瓦拉在本书中清晰地解释了当渴求发展为成瘾时神经系统所产生的变化，并提供了面对诱惑和抵制诱惑的实用方法。

《出版人周刊》（*Publishers Weekly*）

一本有根有据的书。本书基于准确的科学知识，在启迪人心的同时又让人放心。书里有很多针对渴求问题给出的具体而积极的建议。此外，这也是一本充满同情的书。它像是在说："让自己休息一下吧。你这样做是有原因的，这并不是你的错，但这样做并不能帮助你，你可以试试书中提供的这些好方法，也许能找到出路。"

foodfoodbodybody. com

这本书能够让成瘾专家们更好地向病人们解释渴求和成瘾问题。任何曾试着仅仅用意志力来压制渴求，但却未能成功的人，都会对此书感兴趣。

杰娜·伯森（Jana Burson），医学博士、成瘾医学及内科医学专科医师、布恩铺路石治疗项目（Stepping Stone of Boone）医学主任、《止痛药成瘾：如何重获希望》（*Pain Kill Addiction：a Prescription for Hope*）一书作者

这是一本具有真知灼见的书，非常适合那些正在与任何一种渴求或成瘾作斗争的人阅读，这会是他们在康复之路上迈出的第一步。

《旧金山书评》（*San Francisco Book Review*）

对那些考虑参加或正在参加康复项目的人来说，这是一本激动人心、实用且极富洞见的书。

《图书馆杂志》（*Library Journal*）

马涅瓦拉医生提供了大家期盼已久的帮助，他在此书中既提到了令人激动的新研究，又吸纳了经过历史检验的真理。《与自我和解》这本书帮助我们深化了对渴求这一现象的认识，它不但提供了能使我们变得更为强大的对人类心灵的洞见，还提供了教我们如何做出改变的实用建议。马涅瓦拉在这本书中倾注了自己的心血和智慧，它有着坚实的科学基础并给人以精神上的启发，这是一份能帮助你改变人生的礼物。

埃格劳·布雅娜多缇尔牧师（Rev. Eygló Bjarnadóttir）

十分感谢作者写出了这本书。自我从药物渴求及酒精渴求中获得康复，到现在已经快六年了。如今，我对大脑有了更多的了解。我喜欢读与神经科

学有关的书。我也喜欢做一些健康的改变，并寻求更多的方法来终止与各种渴求相关的行为模式。不管是弄清思维的工作过程，还是意识到我们在这一过程中的自欺做法，这都是很有趣的事情。在我阅读这本书之后，我爱上了它！事实上，这本书并不是专为某个目标读者群而写的，它针对的是每一个具有渴求倾向的人，这也是让我非常高兴的一件事。谢谢作者！希望能在将来读到更多你写的书。此外，你这个公众发言人还真是厉害！你说起话来时而激动异常，时而又能从专业的临床知识层面跨越到与每个人都息息相关的层面上来。你的书帮助了我，对我而言它就像是一种指导！

Amazon. com 读者 Hillary Belk

在我读过的所有关于成瘾的书籍中，这是最吸引人、最具可读性的书之一，奥马尔·马涅瓦拉医生在此书中将渴求定义为"一种强烈的欲望，一旦它得不到满足，将会给身体和精神带来巨大的痛苦"。随后，他证明了渴求是所有成瘾行为和强迫行为的核心症结。如果我们能够弄清渴求产生的原因和方式，那我们将能够采取积极的行动，从中获得一种满足感并摆脱强迫观念的困扰——在戒除渴求的同时体验到满足和解脱。

并非所有的渴求都是成瘾，但由于渴求会影响我们的行为，它因此而显得关系重大。如果我们无法理解和应对渴求，它将会导致成瘾。在作者的带领下，读者对大脑进行了一次轻松而又引人入胜的参观，作者用最新的知识描述了大脑对渴求的影响过程。对我来说，此书最有趣的部分之一是：在化学物成瘾和所谓的过程或行为成瘾（强迫性进食、强迫性赌博、偷窃癖等）之间，竟有着明显的相似之处。这两种成瘾表现出了类似的大脑神经系统变化，而且其治疗方法也往往相差不远。

作者对包括十二步康复项目在内的各种康复项目做了介绍，并解释了它们常常能取得成功的原因。此外，作者还提到了一些有用的训练，我们可以用它们进行自我分析，弄清某些渴求之所以如此顽固的原因。全书最有用的部分要数提供了具体策略的那些章节，因为每个人都可以使用这些策略应对渴求。

作者说，本书的目的之一便是帮助人们改变自己的思想、行动和体验，从而促使人们摆脱渴求以及与之相关的自毁行为。在我看来，作者已经成功地达到了这个目的。

Amazon. com 读者 J. Chambers

看到我的同事奥马尔·马涅瓦拉医生出了一本新书，我非常激动。他曾是黑兹尔登（Hazelden，世界上成立最早且最具权威的治疗机构之一）的医学主任，现出任卡塔西斯（Catasys，一家专治物质滥用的创新型健康管理公司）的首席医疗官。我很幸运地收到了《与自我和解》一书的先行赠阅本，这使得我在上个月有时间认真地阅读了这本书。如果你正在与成瘾抗争或正为某位成瘾者而担心，我会推荐你去读这本书！为什么呢？

首先，渴求是一种大家所共有的体验，它恰好位于成瘾的核心地带。当渴求停留在健康的水平上时，它是人的本性之一。可当它变得如此强烈以致导致行为失控时，它就不再是什么好东西了。事实上，渴求会导致许多疼痛和苦难。如果你从未体验过成瘾行为，那么请设想你屏住了自己的呼吸，然后开始想念空气。你的呼吸欲望会在多久之后变成一种对空气的强烈渴求呢？这种对空气的渴求又会在多久之后变得几乎无法忍受呢？你或许认为，这个例子同成瘾并没有多大关系，但是，控制呼吸、心率及其他生存功能的那部分大脑恰好就是成瘾所危及的区域。通过阅读马涅瓦拉医生的这本新书，你将会对渴求形成一种非常清晰而有用的认识。如果你害怕自己无法理解大脑科学，请别担心，马涅瓦拉医生将让它变得非常易懂。

其次，一旦你对渴求获得了更清晰的认识，你将更有可能对它采取有效的行动。此书所提供的应对渴求的方法是与我们已经获得的有关渴求的知识联系在一起的，或许，这正是此书最让我喜欢的地方。渴求并非只是你头脑中的强迫观念，它深深植根于大脑和身体内部的物理及化学变化。回想一下前面所说的屏住呼吸的例子。你对空气的需求是否充满了你的头脑呢？当然不是。我们并不像需要空气一样需要依靠酒精和药物来存活，可尽管如此，由于身体内部发生的物理变化、渴求的强度以及它给人的感觉都类似于我们对空气的需要。因此，针对与渴求相关的那些身体变化而进行的介入是至关重要的。与此同时，渴求之所以会让人如此痛苦的部分原因在于，渴求一旦出现，除非它能得到满足，否则，它给人的感觉就像是永远不会消失一样。

本书所带来的最让人欣慰的消息是：渴求是可以被战胜的！马涅瓦拉医生为我们提供了一系列绝佳的介入方法，它们不但能应对与渴求相关的身体因素，还能应对出现在成瘾行为之前的那些令人痛苦的强迫观念。你将会认识到自助型会面、冥想、锻炼身体以及在他人面前为自己的行为负责所能带来的好处。对你来说，书中提到的一些方法也许是闻所未闻的，但这正好体现了贯彻全书的理念，即全面地、从整体出发来考虑问题。

最后，我十分欣赏作者的这一观点："实际上，勇气是康复过程中最重要的一种品质，如果没有勇气，所有其他的必要行动都将变得不可能。"对此我真是再同意不过了！一个胆小鬼是无法对付成瘾以及同时出现的各种复杂问题的。那些正在努力克服成瘾并愿意正视自己最强烈的渴求的人，完全可以被称作当今社会中最有勇气的一类人。

Amazon. com *读者*

致 谢

无论这听上去多么像是老生常谈，我还是想说，要一一感谢那些使一本书得以面世的人是不可能的。只要是曾经写过书的人都会对此有所体会。我在写作过程中借鉴了许多专家和研究者的工作成果，并已在正文中向他们致谢。本书的面世也少不了其他人的贡献和支持，在此特别感谢下面这些人。

感谢我的编辑皮特·史莱蒂（Peter Schletty）和希德·法勒（Sid Farrar），以及黑兹尔登出版社的那些杰出员工。感谢医学博士马弗·斯帕拉（Marv Seppala）、吉姆·阿特金斯（Jim Atkins）、布鲁斯·拉森（Bruce Larson）、史蒂芬·德利西（Stephen Delisi）、医学博士帕姆·舒尔茨（Pam Shultz）、约瑟夫·李（Joseph Lee）、哲学博士肯特·斯莫伍德（Kent Smallwood）、莎拉·诺瓦克（Sarah Nowak）、塞西莉亚·杰米（Cecilia Jayme）、戴夫·史莱克（Dave Schreck）、埃格劳·布雅娜多缇尔牧师、弗雷德·霍姆奎斯特（Fred Holmquist）、戴米安·麦克尔拉思（Damian McElrath），以及黑兹尔登基金会杰出的专业团队。在我作为医疗主任受聘期间，是这些人激励和启发了我，也是这些人每天不知疲倦地奉献，才使得成千上万的酗酒者和成瘾者得到了康复。

感谢玛莎·霍顿（Martha Horton）博士和蒂姆·利德贝特（Tim Leadbetter）在羞愧、勇气和情绪成熟方面具有的远见。

感谢杜克大学医学中心的精神病学住院实习项目，感谢与我一起工作的医生、院系教师及其他职员。同时感谢圣约翰大学的导师们、马里兰大学医学院的全体教员、弗吉尼亚大学达顿商学院的全体教员以及不断激励着我的许多老师，他们真正懂得"成功施教的秘诀在于鼓励"。

感谢北卡罗来纳州立大学教堂山分校的图书管理员玛丽·贝思·谢尔（Mary Beth Schell），她帮助我获得了写作本书所需的数百篇研究论文。

感谢我亲爱的父母巴楚·马涅瓦拉（Bachubhai Manejwala）博士和希马·马涅瓦拉（Rahima Manejwala），没有他们，这本书根本不可能诞生。

感谢我的兄弟法扎勒·马涅瓦拉（Fazal Manejwala）博士，他对学习和教育的热情在我很小的时候就感染了我；还要感谢我的兄弟扎法尔（Zafar），他的善良和正直是我希望拥有的理想品质。

感谢那些成千上万的病人，他们对我足够信任，同我分享了他们的部分经历并让我加入了他们的康复之旅。

最后，我特别要感谢我的英雄——温柔而美丽的妻子塞西莉（Cecily），她给了我无比坚定的支持和无尽的爱。

前　言

　　你是否曾向自己保证不再做某事，努力避免让某事再次发生……可最终却事与愿违？你是否曾严格执行节食计划，向配偶做出"我这次会保持节制"的承诺，或者你是否曾发誓"不会再将自己的薪水输个精光了"，但下面这个不可避免的结果似乎总是会出现：虽然你的意图是好的，但到头来却发现自己的行动是失败的。最糟糕的是，大多数时候你根本不想喝那杯酒，也不打算买那份甜点或是走进那家赌场，可事情偏偏就这么发生了。

　　为什么你竟会有一种不可思议的冲动，想去做某件可能会对自己造成伤害的事？是什么让这个简单的想法突然钻进了你的大脑？正当你努力以求更好，正当你最为坚定的时候，是什么把巧克力的强大形象带进了你的脑海，驱使你在离杂货店关门只有几分钟的时候驾车前往购买？又是什么说服你放弃了你竭尽全力想要获得的东西？

渴求：一半是想要，一半是需要

　　欲望（desive）是一种普遍的情绪，其对象既可以是某项散发着魅力的户外运动或一首好听的爵士乐，也可以是孩子脸上的笑容。欲望是诸多快乐的源泉，它谱写了无数的成功篇章。我们发现，要设想过一种没有欲望的生活几乎是不可能的（也是让人沮丧的），正是由于我们那些健康而富于成效的欲望，生活才变得激动人心和充满趣味。然而，这些欲望有时会变得非常强烈，以至于它们看上去不再那么像是"想要"（want）而更像是"需要"（need）。一旦你无法满足这些需要，你可能就会变得焦躁不安、毫无耐心。长此以往，你也许会变得越来越不自在。如果欲望是某种能够帮助你的东西，某种你确实需要并能让你的生活变得更美好的东西，那么这当然不错，这是一种健康的渴求。可对于许多人来说，强大而持久的渴求根本不可能是健康的，它们会让生活变得悲惨无比。

对于"渴求"（craving），我们可以暂时采用下面这个定义：渴求是一种强烈的欲望，一旦得不到满足，它将会给身体和精神带来巨大的痛苦。每个人都曾在某个时刻体验过这种痛苦，然而，当这种感觉持续或频繁出现时，它们就会招致许多不幸。渴求是所有成瘾行为和强迫行为的核心症结。对某些人来说，他们走进餐馆根本不是为了喝酒，而只是为了吃顿饭或见个朋友，但就连这种毫无危害的行为也能产生渴求。等他们反应过来时已经毁掉了自己的节制。还有一些人在下班后突发奇想，选择了一条恰好途经甜甜圈店的路回家，这种"表面不相关决定"（AIDs）却给人们带来了渴求。若干天后，他们甚至会奇怪自己为达成瘦身目标而做出的努力为何都付诸东流了。从以上两种情况中（不管是强烈的、压倒一切的、让人急得拳打吧台的想喝酒的冲动，还是那种"就算另找一条路回家也绝不会有什么事"的微妙想法）不难看出，我们的大脑在诱骗我们采取反复自毁的行为。

作为精神病学家和成瘾学家，我曾见患者们做出了惊人的努力来获取成功，然而，他们所有的艰辛努力都被一些看似简单又无害的决定所破坏。作为研究大脑和行为关系的专家，我也接触过成千上万的患者，通过效仿一些简单的行动，他们最终成功地减少了渴求并降低了渴求对他们造成的影响。如此一来，这些成功者对渴求产生的过程与原因就有了一定的理解。更重要的是，他们所采取的具体而简单的行动不但带来了一种满足感，还让他们从自身顽固的观念中获得了长久的自由。如果他们曾遭受成瘾之苦，那他们获得的不仅仅是戒断，还会体验到一种令人满足的康复并摆脱无法抗拒的冲动，不再想采取自毁行为。如果他们并未遭受成瘾折磨，那他们将从先前不断破坏其成功的渴求下获得解脱。更为重要的是，当他们再次渴求时，就可以采取不同的行动。当然，只有在你付出努力后才能从渴求及其影响下获得解脱，但只要你采取了正确的行动，成功终将属于你。

如今，我们正处于媒体和网络盛行的时代，大脑不断接触着某些可以充当暗示并激发渴求的图像和声音。在"神经营销者"① 设计产品广告时，他们对"大脑、图像和声音如何影响购买决策"已经有所了解。数以十亿计美元之所以被用于广告学和营销学的研究，就是因为它们对于产生购买行为具有积极的引导作用。而它们之所以起作用，就是因为你的大脑产生了渴求。无论是电影中或是你最爱的电视节目中那些不易觉察的产品植入，还是上网时浏览器侧边栏上插入的你可能注意不到的广告，你的大脑都在以疯狂的速度不断接受着信息。然而，大多数人却自以为不会受到这些信息的影响，自

---

① Neural marketers，指对人的神经系统有所研究并利用神经系统的特点来设计、发布广告以吸引消费者的营销人员。——译者注。

以为可以对激发渴求的暗示免疫。结果，某种被认为无害的信息一旦驱使人们做出某些行为时（他们努力避免的正是这些行为），那些拼命尝试改变行为的人们便会措手不及。

然而，我们不能仅凭移除线索物来解决问题。数年前，当我的一位患者（静脉注射海洛因成瘾者）在他的朋友不慎将滑石粉撒到桌上后便放弃治疗时，我就认识到了这一点。滑石粉激活了他的大脑，紧接着，他便产生了冲动而放弃了治疗。我的另一位患者是个酗酒者，作为一名老兵他患有创伤后应激障碍（PTSD）。只要开车上路，他总是会留意道路两旁的高大树木，这让他想起了丛林。据他描述，道路两旁的这些大树对他而言就像是一种证据，证明他永远也没办法完全回家。如果你可以移除那些比较明显的线索物，这会对你有所帮助，但我们显然没法找出并移除所有会激发渴求的线索物。因此，对于一个刚刚戒酒不久的酗酒者来说，去酒吧当服务员通常不是一个好工作；而对于一个需要减轻体重的人，在面包店工作也不是明智的选择。我们永远无法摆脱世间所有的树木和滑石粉，我们需要改变的是自己的大脑。

十二步成瘾康复项目（twelve step addiction recovery programs）①的成员们在很久以前就明白了这一点。1939年，匿名戒酒协会②的创立者们曾说到，在有所节制的酗酒者身上出现了一种奇怪的思维现象，它诱骗酗酒者重新拿起了酒杯。日本有句谚语是这样说的："起初，人饮酒；然后，酒带来了更

---

① 也被称为"十二步项目"或"十二步康复法"。它是一个通过一套规定指导原则的行为课程来治疗上瘾、强迫以及其他行为习惯问题的项目。因为其一共有十二步，故被称为"十二步项目"。此项目是由匿名戒酒协会发起的，最初是作为治疗酗酒习惯的方法，后来被广泛应用于各种强迫及成瘾行为的治疗中。——译者注。

② 匿名戒酒协会，也称为酗酒者互诚会或酗酒者匿名互诚会，缩写为AA，对应中文简写为"戒酒会"。正是匿名戒酒协会提出了用于治疗酗酒的十二步康复项目。——译者注。

多的酒；最终，酒掌控了人。"但是，如果这种循环会反复出现并带来令人沮丧的后果，又是什么让他们再次拿起酒杯呢？

十二步康复项目的成员们已经认识到，行为的改变不但会影响渴求的强度和频率，还决定着他们有多大的可能性会向渴求屈服。在这个团队中有许多保持着长期节制的成员，他们自称已经好几年甚至数十年都没有再对药物、酒精及其他成瘾行为产生过渴求，甚至当他们确实体验到这些渴求时，也不会向自己的成瘾行为低头。为什么呢？是什么让他们获得了成功且不同于常人呢？

对此我们可以给出一个简要的答案：渴求源于大脑，而行为可以改变也确实改变了大脑。我们的体验、行动和思想会改变大脑中负责渴求、选择和决策的区域。实际上，对精神性（spirituality）的神经生物学研究（这是一门新兴学科）表明，精神性的关键构成要素同样对大脑有着不小的影响。为了弄清楚思维改变脑物质的具体方式，脑神经科学家们进行了大量的研究。

类似的改变可以让那些试图战胜渴求的人获益，不管这是与成瘾相关的渴求还是与某种强迫行为相关的渴求。我们有必要在一开始就抛开下面这种天真的假设：未来的决策和选择不会受到当前体验的影响，并且，我们通常可以信赖自己的所思所想。的确，改变我们的想法、行动、体验和精神性，并在这一过程中改变我们的大脑，就能最终帮助我们寻获满足，它让我们不再因为无法获得满足而陷入绝望。

各章内容简介

渴求为什么如此重要？在第一章中，我将专门针对这个问题给出回答。

人们为何设计了那么多的广告来激发渴求？你将在书中看到，人们用于减少渴求的许多策略都会适得其反，它们实际上导致了更多渴求。渴求之所以重要，是因为它有可能产生一些会破坏成功、满足及喜悦的行为，它会彻底摧毁你数月甚至数年的努力，它会让你为了一种暂时的解决方案而抛弃真正重要的一切，然而，这种解决方案常常在发挥作用之前就已变得无效了。渴求之所以重要，是因为它强大而无法预测，并且似乎不受我们控制。可事实并非如此，我们确实可以消除自己的渴求。为什么？我们该怎么做？要回答这些问题，我们需要了解人们到底是怎样做出决策的。

第二章集中讲述了大脑驱动决策的过程。在大脑中，有一种叫作神经递质的化学物质会影响我们的心境，大多数人对此都有基本的了解。但你可能并不知道，成瘾者的脑细胞形状、结构和功能实际上会随其体验而变化。成瘾并不只是一种化学失衡，它是大脑电路中诸多复杂变化导致的结果。一旦神经递质改变，一旦蛋白质改变，一旦细胞结构改变，一旦活动中心（细胞网络）改变，我们的思想和感觉也会随之改变。在这些改变中，有一些改变是暂时的，有一些会持续很久，有一些则似乎是永久性的。你将在第二章中了解到，当涉及强迫行为和自毁行为时，大脑中有哪些部分参与了渴求和决策。我们既会论及大脑的神经化学物质及其与渴求的关系，又会论及思想和行动与大脑变化之间的关联方式。

如果我们从不让渴求控制自己的行为，那它只会是一种不愉快的、让人很不舒服的体验。但是，与渴求相关的自我挫败行为却导致了许多痛苦、心碎和不幸。在第三章中，我们将审视渴求与行动之间的关系。我们将回答如下这类问题：是什么让某些渴求导致了行为的改变，而其他的渴求仅仅只是有害的想法？渴求与行为之间的关系到底有多紧密？渴求是如何影响行为的？为了详细地解释这种恶性循环，我们将探讨毁灭性行为到底是怎样导致了渴求的。

人们用"渴求"这个词来代表各种各样的事物。我们既可以渴求关注、成功和爱，也可以渴求性与巧克力。或者，对那些化学物成瘾者来说，也可以渴求酒精与药物。所有这些渴求都是一样的吗？基本的、对健康行为的渴求与对自毁行为的渴求，两者间存在哪些共同点？对巧克力的渴求与对强效可卡因的渴求，两者又有哪些相似以及不同？成瘾治疗项目在很久之前就已经发现，一般来说，酗酒者无法长时间安全地使用酒精以外的其他迷醉物，因为他们的酗酒恶习往往会复发。对于那些药物成瘾的人来说，情况也是如此。他们经常说"凡成瘾皆大同小异。"但是，许多针对药物成瘾的项目却允许患者喝咖啡和吸烟。康复项目本身是否会让人上瘾呢？本书第四章将讲述各种渴求之间的关系，并解释化学物渴求与行为渴求之间的某些关键差异。最重要的是，虽然各种渴求之间存在关键的差异，但许多用于应对成瘾型渴求的方法也能够成功应对其他类型的渴求。

许多人并未意识到他们的体验、想法和行动能够改变自己的大脑。这些改变并不只是因为某些大脑神经化学物的增减。体验和行动不仅与大脑各区域的体积增减相关，还与负责回应神经递质的关键蛋白质的增减有关，甚至与脑细胞（神经元）本身的结构变化有关。为什么会这样呢？我们对"思维如何改变大脑"有怎样的了解？一项对僧人的研究表明了人们在冥想期间大脑所发生的变化。研究发现：他们停止冥想后大脑依然继续发生着变化。行为、思想及体验会对大脑功能产生遗留性影响（residual effects），这是由于大脑发生了改变。本书第五章探讨了"大脑的可塑性"这一脑神经科学概念。要想摆脱渴求并获得长远的自由，这些改变是至为重要的。

十二步成瘾康复项目的成员们非常熟悉渴求与复发之间的关系。我们可以从他们的经验中学到很多东西，这正是我在本书中所强调的。在十二步项目中，许多正处于康复阶段的成瘾者曾在用药阶段与渴求搏斗了大半生之久，然而，据他们中的许多人说，他们已经数月、数年，在有些情况下甚至数十年都没有再对药物产生过渴求。这些人是如何设法大幅度减少甚至消除渴求的呢？那些获得成功并保持了长期节制的十二步项目的参与者，在看似本无联系的事物之间发现了一种关联。例如，对自身"性格缺陷"的审视能够减少喝酒的冲动；赔罪、社交、意识到自己的无能为力、感受到一种更强大的力量、服务他人、冥想等，所有这些都能消除或是极大地减少渴求。如果忽略许多复发的案例不谈，那么，在这些带来了必要改变并且消除了渴求的各种行动之间，我们可以发现某种关联。此外，要防止成瘾复发或防止患者重复之前的渴求模式，我们似乎需要一种持久不断的努力，至少在涉及成瘾时是这样。为什么呢？在本书第六章中，除了探讨这个问题的答案，我们还将为理解十二步康复法中蕴含的基本脑科学提供一个框架。成瘾是一种大脑疾病，康复在某种程度上则是一种大脑现象，其中有着怎样的道理？本章的重心就在于介绍与之相关的知识。

成功地改变了消极行为的人常常会发现：团体能够做到个体不能做到的事，不管是减肥训练营，还是十二步康复法，甚至是 Twitter 和 Facebook 这样的在线社区。甚至当那些意志最为强大、最为坚决的人受到团体力量的鼓励时，他们也能够达成更多成就。体验到一种强烈的归属感，与他人产生共鸣，在看到他人的成功时感受到希望，但这并不是团体能够帮助我们的全部原因。

在许多情况下，一种健康的竞争环境会把我们推向更大的成功。而其他时候，当我们向团体中仍在不断挣扎的人伸出援手时，局面将会有所改观。所有这些社会体验都在以某种方式改变着我们，而且，大多数时候我们并未意识到自己正在改变。确实，有些人更喜欢身处团体中（但许多人并非如此），可我们不知道的是，为什么在连续几天甚至连续几周出席某个团体活动后，我们的行为、思想和决策会因我们与他人建立了联系而变得不同。我们与他人建立联系的各种方式都与大脑中的物质有所关联。20 世纪 90 年代早期，人们在除人类以外的灵长类动物中发现了一类特殊的神经细胞——镜像神经元。这些神经细胞分布在大脑中参与行动计划的区域，它们似乎关系到我们对他人行为的模仿。意大利神经生理学家贾科莫·里佐拉蒂（Giacomo Rizzolatti）与同事们发现，不管是一只猴子做出某个动作或是它看见其他猴子做出某个动作，某些神经元都会变得活跃。近些年来，更多针对人类的研究表明，大脑的这些区域将行为本身与对他人行为的观察（乃至该行为所伴随的声音）关联到了一起。换句话说，当他人做出某种行为时，如果我们观察到这些行为或是听到与这些行为相伴的声音，我们的大脑就会发生变化。在本书第七章中，我们将探讨团体力量背后的科学动因以及团体对行为的影响。我们将渐渐明白，团体如何以一种个体始终无法做到的方式来影响人们。

多年来，我曾治疗过成千上万的成瘾者，他们中的许多人都可以称得上是才华横溢，其中既有神经外科医生，也有物理学家甚至成瘾精神病学家。可惜的是，这些精神病学家根本无法停止用药。请记住，这是一些满怀智慧的、动机明确的人，他们了解的关于成瘾的知识有时候甚至比 99.999% 的普通人都要多。在我的早期职业生涯中，虽然是我在对他们进行治疗，但他们懂得的关于成瘾方面的知识却比我多。可尽管如此，他们还是无法停止用药。每当遇到这样的人，我总是会问同样的问题："你在想什么？"对于不同的人来说，这个问题有着不同的含义。有人认为这是一种批评，也有人认为这难以理解，但是我每次得到的回答几乎都一模一样："医生，我实在是太蠢了。"现在，经过测试，我已经知道了他们的智商。或许，心理学家们对如何测量智商尚未形成一致看法，但有一点是非常清楚的：无论你使用哪一种智商测量法，你都无法将这些极为聪颖的人看作"蠢蛋"。

换句话说，对于自己的成瘾行为，这些聪颖的成瘾者所能给出的最好的解释其实是一个不可能成真的解释。为什么呢？在其他领域有如此深的造诣和如此大的成就的人，为什么竟会相信他们的行为是由某种完全没有意义的、模糊不定的东西所引发的？在本书第八章中，我们将探究该现象产生的过程和原因。这些成瘾者的大脑其实已经被成瘾所操纵，并且，在面对成瘾行为时，他们已经无法控制自己的决策。然而，对于他们来说，他们无法接受"自己已经无法掌控局面"这一现状，于是宁愿选择"自己是一个蠢蛋"这种解释。在内心深处，他们坚定地认为自己不会受到疾病的影响。要让他们承认自己的决定在毫无意识的情况下被某些力量所左右，这是极其困难的，然而，这就是渴求出现时的情况。

20 世纪 80 年代中期，心理学家阿兰·马拉特（Alan Marlatt）博士提出：表面不相关决定会影响某种行为的复发。例如，一个三周前结束住院治疗的成瘾者可能会在下班后选择一条熟悉的路回家。在途中，他撞见了一位提议一起"过把瘾"的老友。这位成瘾者的大脑欺骗了他，让他以为这一次会有所改变，于是他屈从了，真的去过了把瘾。三天后，就在他躺在医院的戒瘾病床上时，他还纳闷到底发生了什么。在他对导致复发的各种事件进行回顾后，他得出结论说自己根本不应该被朋友说服。他根本不会想到，他之所以撞见了那位仍在犯瘾的朋友，是因为他在回家时所选的那条路恰恰就是他曾经成瘾时习惯走的那一条。他完全没有意识到"这条熟悉的道路"恰好就是一个警示。他也根本不知道，舒适感本身就是一种危险信号。选一条熟悉的道路回家，这种表面不相关决定并没有引起他的注意。他选择相信自己的直觉。于是，四个星期后，同样的事又发生了。

马拉特用表面不相关决定来解释导致复发行为的原因。但是，以我的经验来看，另一种截然不同的表面不相关决定却能帮助人们从强迫行为中得到解脱。我们将在第九章中对这些有益的表面不相关决定进行探讨。通常，这些有益的表面不相关决定也有有害的一面，但不会引起我们的注意，却往往能扭转局面。例如，节食专家在很久以前就已经发现，对任何一个试图控制体重的人来说，空着肚子去杂货店是一个糟糕的主意。当然，这只是一个简单的、相关的决定。我在若干年前曾治疗过这样一位女士：上完夜班的她在吃完早餐后，会先到工作地点附近的打折商店购买食品杂货，然后再驱车一个多小时回家。她这样做是因为她家附近的商店卖的东西非常贵。最后，她换了份工作，体重也随之增加。她认为这是工作变换带来的压力所致。在我们对她的选择进行分析后，我们发现：先吃早餐再去购物的这一决定促使她做出了更健康的购物选择。她完全没有想到的是我们为她安排好了购物行程，并给她找了一个问责伙伴，以便她每次去商店的时候都有人陪伴。没过几个月，她便恢复了健康的体重，而且，远比这重要的是，由于她摆脱了强迫行为的困扰，她还恢复了健全的心智。虽然这只是一个简单的例子，但我们却能为每一种渴求找到与其对应的一系列有益的表面不相关决定，它们能够引导你做出更健康的选择，让你从渴求和强迫中获得自由。

以我的经验来看，几乎每个人都能摆脱渴求的压力和由此带来的破坏性，并做出正确的决定，从而获得自由和满足感。我们将在第十章着重讨论希望、喜悦和康复。大多数有关渴求的研究都以病人或是正处于成瘾困境中的人为研究对象。在他们中，有的人曾经设法摆脱了自毁行为，过着让人满意的、富有的、充实的生活。这些人有什么特殊之处吗？健康的决定和行为是怎样维持和促成了这些改变？哪些行为能够一直维持健康的生活？现在，我们已经知道了这些问题的答案，它们为一种成功的、令人满意且充满喜悦的生活奠定了基础。

你将在本书末尾看到一张清单，上面是关于如何应对各种渴求的建议。其中有些建议是非常好的康复经验，有些建议则非常具有针对性，专门针对某些成瘾物质或行为。对你来说，重要的是找到一种行之有效的方法并避免让自己灰心丧气，进而形成一种有益的、健康的策略。

渴求是所有强迫行为、自毁行为和成瘾行为的核心特征，并破坏你多年的努力，让你所有的辛劳付出前功尽弃，并导致心碎和绝望。但是，归根结底，渴求以及导致了渴求或是源自渴求的行为，其实是一种你能根据自己的意愿来选择的东西。"苦难是可以选择的"[1] 这一谚语是非常正确的。我们需要用思想、行为和经验（从广泛的意义上说也需要精神）来维持健康而有益的选择，以及令人满意的生活。但是究竟该怎样做？如何让这一切发生在你身上？本书提供的正是这方面的知识。

---

① "Pain is inevitable, suffering is optional."（疼痛不可避免，苦难是可以选择的。）疼痛是一种客观存在，而苦难（疼痛造成的主观感受）与否，完全在于你是否将疼痛看作一种苦难和折磨。此话强调主观性的力量：当你不再消极沉湎于疼痛而是积极面对一切时，你便能苦中作乐，超越自身。——译者注。

目 录

CRAVING

WHY WE CAN'T SEEM

TO GET ENOUGH

第一章

渴求：它为何关系重大

什么是渴求

早在 1899 年，一本名叫《默克手册》（*Merck Manual*）的医学教科书曾推荐用芳香氨醑（aromatic spirits of ammonia）和热水来治疗对酒精的各种渴求。20 世纪 40 年代晚期，人们将渴求看作阿片类药物成瘾戒断期（opiate withdrawal）的一种症状。此后的许多年里，"渴求"被看作酒精戒断和其他药物戒断过程中的症状。现在我们已经知道，就算是那些维持戒断数年甚至几十年之久的成瘾者也会出现渴求症状，尽管他们的这种症状已经消失了很久。

每个人都曾对某种东西产生过渴求。渴求是一种普遍的现象，也许人们无法准确地定义它，但通常来说，每个人都知道它是什么。

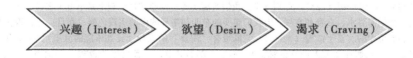

兴趣（Interest）　　欲望（Desire）　　渴求（Craving）

渴求可被定义为一种强烈的欲望，它在得不到满足时会产生令人不悦的精神症状和身体症状。考虑到某些人的情况，这已经算是一种委婉的说法。人们针对渴求而进行的讨论是有问题的，比如，人们会用"渴求"一词来指涉许多不同的东西。我曾经看到，人们为了逃脱渴求带来的苦恼可谓是不遗余力，甚至不惜危及自己的健康、家庭、工作乃至生命。如同其他任何一种物理现象或心理现象一样，不同的渴求强度有别，并且它既可以很短暂，也可以让人感觉极度漫长。在我曾经治疗过的患者中，有些人的渴求只持续数周或数月，而另一些人的渴求则持续了好几年。我们在进一步观察后通常会发现，渴求本身并不会持续这么长时间，但是，由于该体验非常强烈并且重复出现，因此它看上去似乎持续了很久。

　　你并不会对你"想要"的每一种东西都产生"渴求"。很显然，"欲望"和"意愿"是普遍的，并且，人们偶尔会（甚至经常会）将"意愿"误认为"需要"。但总得来说，两者具有明显的差别。① 你会想要晋升，想与住在街道另一头的那位女士约会，想拥有一副完美的身材，或者想在退休后获得更多的养老金……但这些并不是你真正需要的，这些意愿和欲望是生活中构成喜悦和乐趣的一部分，并且，哲学家和诗人们早在几个世纪前就发现：得到你自认为想要的东西并不一定会让你高兴。弗里德里希·尼采曾经写到：

------

　　① 意愿（want）、需要（need）、欲望（desire）和渴求（craving）是本书中经常出现且较容易混淆的几个词。对于渴求，作者已经在序言中给出了定义，但我们仍有必要将 want（意愿，作动词时译为"想要"）和 need（需要）区别开来。我们所需要的东西通常是客观上必不可少之物，比如，为了存活，我们需要水、食物和空气。但我们想要的东西却带有浓厚的主观色彩，而且，它在很多时候并非是必不可少的。至于欲望（desire），它既带有"需要"的成分（比如本能的欲望），又带有"想要"的成分（比如许多因人而异的私欲）。不过，在本书中，作者是将"欲望"一词当作"想要"的同义词来使用的。——译者注。

"归根结底，我们爱的是欲望而不是我们想要的东西。"16世纪的哲学家弗兰西斯·培根也在其随笔《论王权》（*Of Empire*）中写到："所欲之事甚少，所惧之事甚多，此乃一种可悲的心态。然而，这往往就是帝王者的心。"

在本书中，我们的重点将放在渴求而不是简单的意愿或欲望上。渴求与欲望不同，它极其强烈并且确实会令人不悦，而且书中所讨论的渴求直接涉及那些绝不会为我们带来益处的成瘾物质或行为。

有时，渴求远远不只令人不悦这么简单。渴求往往就是使人们向成瘾（无论是酗酒这样的化学物成瘾，还是赌博这样的过程成瘾）屈服的原因。众多研究表明，渴求能够预测一个人是否会旧病复发，或是向所渴求的物质和行为屈服。例如，已有研究表明，在酗酒者、赌博成瘾者、可卡因成瘾者及其他成瘾群体中，当渴求出现时，患者更容易再次病发。换而言之，渴求之所以重要，是因为它确实驱动了许多与成瘾有关的自毁行为。

这些强烈而无法抗拒的渴求正是成瘾行为的核心，但这只不过是一个方面，并非所有的渴求都是成瘾。应该说，成瘾有着各种各样的方式和情形。"对某物的冲动"和"一种让人极为不快的、破坏性的对拥有某物的绝对需要"，这两者并不相同。当然，对拥有某物或做某事所怀有的简单兴趣、欲望甚至是冲动也有可能是自毁性的。就像一个正在节食的人，如果他为了买一大杯甜咖啡而把车停在了下班回家的道路旁，那么，尽管他可能并未成瘾，他却破坏了自己的目标和成功。

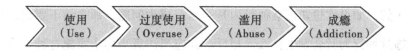

使用（Use） 过度使用（Overuse） 滥用（Abuse） 成瘾（Addiction）

冲动还是渴求

要想弄清楚冲动和渴求之间的差异，我们需要知道"真正对某物上瘾"（某种物质或是某种行为）与"滥用或过度使用某物"之间的区别。让我们以酒精为例。一些人饮酒既未让他们丢掉工作或是破坏其与他人的关系，又未招致任何法律问题；既未让他们经历戒断期（流汗、颤抖、血压升高和脉搏加快），又未让他们对酒精造成的效果产生耐受性（需要喝更多的酒来获得同样的效果，或者，往常的饮酒量能够带来的效果已经减弱），可尽管如此，他们依然想要控制酒量。这类人之所以想少喝一些，或许是因为健康的原因，或许是因为饮酒会对睡眠造成干扰，等等。对一位女性来说，也许是因为惧怕酒精中的卡路里或是想更好地陪伴孩子而控制饮酒。实际上，正是这些原因驱使我的许多患者对饮酒进行控制。对他们来说，在睡前几个小时保持活跃并用心陪伴孩子是很重要的。在这段亲密的家庭时光中，他们想尽量让自己的头脑保持清醒。

当这样的一位父亲或母亲决定控制饮酒时（比如，将每晚的三杯红酒减到一杯），许多事情便会发生。这些事情能够让我们对可能存在的潜在问题有所了解。如果你想知道某种行为是否已经成为问题，那么请不要只注意当你实施这种行为时会发生什么。相反，你应当注意当你未实施这种行为时会发生什么。

在上述这种情境中，父母们会把自己的饮酒量缩减到每晚一杯并且绝不会想喝另外两杯。也许，他们会问自己为什么以前没有控制饮酒。他们的自我感觉变得更好了，或许还因此变瘦了，他们觉得自己更为活跃了并为自己能够朝着一开始的目标坚持下去而感到骄傲。或者，他们只是减少了自己的饮酒量，却从未对此有过任何思考。也许，除了除夕夜或者某些特定场合外，他们绝不会想多喝两杯。你大概认识很多这类人（很可能你自己就是其中一员），他们打定了主意，从此便不加任何思考甚至毫无困难地坚持了下去。

此外，还存在着另一种情况。有些人会因为各种原因将饮酒量缩减为每天一杯，但他们确实注意到了自己少喝了两杯酒。也许他们一开始并未有所意识，但是几天、几周甚至几个月之后他们注意到了这个问题，于是他们开始告诉自己："我不会喝多的。"同时，他们会向自己的亲朋好友做出承诺。有些时候，他们有再来一杯的冲动，但他们忠于自己的目标，坚持每天只喝一杯。或许他们时不时地会犯点小错，但比起多喝的那几杯酒，其目标往往更为重要。他们的冲动并没有强烈到足以让他们放弃目标的程度，他们仍然能克制它。这或许是一种冲动，或许是一种温和的渴求，但这总会过去，他们总能朝着自己设定的目标进发。

他们所体验到的这种温和的渴求（恰当地说，由于它们更为温和并且很少有人会向其让步，它们更应该被称作"冲动"而非"渴求"）到底包含哪些类型呢？我们将在本书中时不时地谈论这个问题。对于上面这类饮酒者，我们可以用某些有针对性的策略来减少其因冲动所带来的不快，消除他们的不适，并且让他们找到一种更好的方法来达成目标。没有人会说他们已经对酒精上瘾了，我们既不会认为他们是一群酗酒者，也不会认为他们需要额外的那几杯酒。在上面这些例子以及下面的例子中，你可以用其他任何一种你正试图改变的行为来代替饮酒（比如，吃糖、饮用碳水化合物、赌博或是网络强迫症），其中的原理基本上不会改变。（当这些行为变成强迫行为时，为什么其中的大多数行为本质上都是一样的？它们之间存在哪些差别？我们将在第四章中讨论这些问题。）

此外，还有这样一种努力改变自身行为的人。她可能真的意识到了自己的过度饮酒问题，她的丈夫也许正在因控制饮酒量的问题而纠缠她。她或许已经收到了醉酒罚单，或许因为一次糟糕的纵酒狂欢而无法在周一的早上按时上班。又或者，饮酒并没有对她的工作造成影响，但她却做出了某些诸如"醉酒电话"（drunk dialing）那样让她感到尴尬的事。当然，她并非总是如此，可是，她又无法做到彻底戒酒。当她减少饮酒量或是暂时停止饮酒时，她通常（但并非总是如此）会感受到一种强烈的饮酒欲望，即渴求。

这些渴求有着很多种不同的表现形式，对此我们将在下文中予以探讨。它们有时会呈现为一种天真的想法："我可以再来一杯，一杯就行。"或是："我表现得那么好，这是我应得的。"有时，你的想法并非无害，比如，"我讨厌这样……我要放弃戒断的打算"。在另一些情况下，则会出现非常微妙的或极具欺骗性的想法，比如，"这只是啤酒，没有什么"。

你是否曾有过如下经历：正在高速公路上直驱而行的你打算在某个出口驶离高速路，你为此而提醒过自己，然而，渐渐变得漫不经心的你却完全错过了这个出口。当你意识到的时候，你已经驶出了好几公里。这种情况很接近我所说的那种"漫不经心的渴求"（absent-minded craving）。在同样的情形下，饮酒者几乎会不假思索地喝酒，他甚至从未考虑过自己的行为。他既没有明显的饮酒欲望，也没有想起他对自己的承诺，可他却突然间发现自己的手里握着半杯酒，而另外半杯酒已经在他毫无意识的情况下喝掉了。

需要指出的是，上文中的那位女性或许并不是一个真正的酗酒者。然而，这类渴求确实会出现在非酗酒者的身上，专家们把其中的一些情形称作"酒精滥用"（alcohol abuse）。饮酒会带来很多后果，饮酒者可能会沉沦，渴求可能会被强化，但在某些情况下，某种援助、某些非常严重的后果、某种强烈的动机或仅仅是心态的改变就能让饮酒者减少甚至停止饮酒。如果你也是这样（无论是饮酒、强迫性进食或是你正试图控制的其他行为），那么你应该向专业人士求助。他们至少能帮你找出问题，向你提供可达成目标的策略。如果你有类似的问题，那么本书中有关渴求的内容都适用于你。在你不断尝试改变行为并取得更多成功的过程中，书中的解释和建议都会变得重要且有用。一旦你对自己的问题有了更深的了解，你便可以采取针对性的举措，这些举措将帮助你改变行为并达成目标。

当然，上面提到的只是一些例子，在实际生活中还存在很多的变数。但是，有一种更为严重的渴求，一般来说，我们只会在成瘾者的身上看到它。

什么是成瘾

让我们来看一看"成瘾"这个词。在某些人看来，这是一个肮脏的词汇，是一个贬义词，可实际上，"成瘾"一词只不过是对大脑中固有的一系列行为的描述。事实上，它源于拉丁文"addictionem"，主要是指"一种投入"（a devoting）。正如你将在本书中看到的，当涉及成瘾时，成瘾者的思想、视角、行为甚至他的神经元或脑细胞都被投入到了所渴求的物质或行为中。成瘾的起因复杂且多样，但所有的成瘾都具有一些关键特征，其中最重要的就是渴求。

成瘾者也会体验到一些较为温和的欲望和冲动。他们往往并非是因为需要而饮酒，而只是因为想饮酒而饮酒。同样，他们有时也会体验到一种强烈的甚至极具毁灭性的渴求，即那种让人想方设法一定要满足的、觉得少了它就不能生活的、剧烈的成瘾型渴求。我们既不能无视这种渴求，也不能主动压制它或是通过臆想它不存在而摆脱它。我们常常感觉它会一直持续下去，而我们唯一的选择就是"缴械投降"。这种渴求给人的感觉非常强烈，如同我们对水和空气的渴求。放弃抵抗缴械投降并任由渴求发展，这并不是渴求的终点，之后它常常会导致更为强烈的、更多的渴求。有时，向渴求屈服会导致对另一种物质或行为的渴求。我们在此谈论的问题就是成瘾，它有着致命的危害。成瘾者需要他们所渴求的物质或行为来维持生活。有时候，停止或戒除某种行为会带来危及生命的后果，比如，一个长期处于饥饿状态下的人突然恢复正常进食，可能会导致心力衰竭甚至死亡。

我们发现，患者可以以一种有限度的、受控的方式来使用物质，任由渴求自然发展；然而，在面对成瘾物质或成瘾过程时，成瘾者却无法始终控制自己的行为。值得注意的是，一些成瘾者确实能够控制其行为，但只是在短时间内如此。这种暂时的控制让成瘾者确信自己重获了控制权，从而扰乱了他的心智。一段时间后，当成瘾行为再次出现且无法控制时，它往往会变得比以往更具破坏性。这就是专家们将成瘾看作一种进行性疾病（progressive disease）的原因之一。尽管可能会有一些通常能够持续很久的改善期，但成瘾也会随时间而恶化。

然而，有这样一种现象：当患者的行为看似暂时得到了改善时，实际上患者的头脑却变糟了，这为疾病的复发埋下了伏笔。下面就是这种"行为改善－大脑恶化"（behavior-better-brain-worse）情况的一个例子。一个名叫兰斯（Lance）的人，已经与赌博斗争了数年之久。一开始的时候他只玩玩体育博彩，后来却开始了日内交易，再后来，他不但玩上了网上赌博，而且还玩起了赌场赌博。像大多数与赌博成瘾抗争的人一样，他既有成功也有失败。当他获得成功时，他认为这是因为他的策略有效。可当他失败时，他却认为这只是暂时的，他甚至不会真正承认自己的失败。相反，他会说："赌场只是在替我保管这笔钱而已，我会把它赢回来的。"可当他承受了足够多的压力，已经负债累累时，他终于下定决心告别赌场。他的妻子为他感到骄傲，他的朋友（至少包括那几个对他的问题有所了解的人）对他表示支持，他真的觉得自己已经摆脱了这个大问题。

从表象来看，兰斯似乎真的有了希望，他的成瘾行为不仅减少了，而且还消失了。兰斯开始认真思考自己是怎样仅仅依靠心智的力量就戒除了赌博的。他向那些需要接受成瘾治疗的人以及那些将自己称作赌博成瘾者的人投去鄙视的目光。他开始自问："为何人们就不能像我一样拿出男子汉气概并停止赌博呢？"于是，他得出了一个令人惊讶的结论：如果他能够仅凭一己之力在想戒赌的时候戒赌，那么他肯定没有上瘾。可现在呢？当到了今天兰斯仍然在赌博时，他终于意识到自己已经成瘾。从某些方面来看，由于他这时已经意识到了自己的问题，他的头脑实际上变健康了，他具有了洞察力。可后来，他在戒赌一段时间后就确信自己根本没有问题，那时，他的洞察力变愚钝了。尽管他已不再赌博，他的头脑却正在用谎言欺骗他。你可以想象接下来会发生什么。由于他自认为没有成瘾，他便允许自己偶尔为了乐趣、带着娱乐的目的去赌博。没过多久，他便陷入了一种比以往更加艰难的困境。他问自己："我怎么会让这种事情再次发生呢？"虽然兰斯的行为有所好转，但他的头脑却变糟了，这就是为什么我们强调仅仅退出还远远不够的原因。在暂时的退出之后，患者还需要一个真正的、以康复为目的的诊断项目。在下文中我们将对此予以说明。我们的关注点应该是康复本身而非问题行为或成瘾行为。如此一来，我们的大脑和行为不但能得到改善，我们的幸福和满足感也能得到极大的增强。

如果你患有上述任何一种成瘾行为，那你绝对应该寻求专业帮助，以帮助你制定能够获得自由和解脱的个性化策略。就此而言，即使你患有最严重的成瘾和渴求，本书给出的解释和方法也会让你在不断迈向个人康复的旅途中受益无穷。

渴求关系重大

渴求为何关系重大？2012 年，美国精神医学学会（APA）终于将"渴求"作为成瘾诊断的标准纳入了《精神障碍诊断与统计手册（第五版）》

（*Diagnostic and Staistical Manual of Mental Disorders*，DSM-V）中。如今，医生们比以前任何时候都更加关注渴求。为什么？原因主要有三个方面。首先，渴求与复发相关。有强烈渴求的人更容易一而再再而三地沉溺于成瘾物质和行为。其次，渴求让人苦恼和不适。患有严重渴求症的人感受到的不适已经到了令人发狂的地步。最后，渴求之所以关系重大是因为它能够被影响和改善，在某些情况下甚至可以预防。近些年，医学家们已经研发出了某些药物和疗法以减少或消除对酒精以及其他药品的渴求。一些数据表明，这类药物同样可用于应对诸如赌博和强迫性进食这样的渴求。本书将探讨所有可以用来治疗渴求的方法，以便你能找到适合自己的行动方案。

渴求之所以关系重大，最大的原因也许是因为它非常个性化。你能生动地描绘它，你甚至能向别人展示当你体验到渴求时在你身上发生的一切。但是，不管你能多么详尽地描述和解释你的渴求，只有你才能真正地体验到它。当许多患者试图控制自身的渴求时，他们会将自己的渴求与别人的体验进行比较。通常，他们要么把自己的渴求看得更为严重，确信自己异于他人并且根本不能被治愈；要么低估了自己的渴求，于是得出结论说："对我来说，所有这些帮助都毫无必要。"不管怎样，将自己的渴求与他人的体验相比较，这必定是一场失败的游戏，它只会破坏你的成功。如果你一定要将自己的体验与他人进行分享和比较，那么你务必要做到求同而非求异。本书第七章将对此内容进行讲解。

由于只有你一个人在体验着渴求，它因此而关系重大。它会影响你的行为，而你的行为也能对它产生直接影响。面对渴求的你既非无能为力，也非注定要永远受其折磨。我将在下文中详细提及一些针对性的行动，你可以用它们来降低渴求的出现频率和强度。只要你肯采取行动，那么你在体验到渴求时便不会轻易受其摆布，也不会轻易重复那些你曾设法控制的行为。

不管你用"渴求"一词来描述一般的冲动或欲望，还是用它来指代成瘾行为中的那种严重的渴求，它都关系重大。无论是对酒精、药品、老虎机、巧克力蛋糕的渴求，还是对香烟的渴求，你的渴求之所以关系重大，是因为它可能会左右甚至直接影响你的行为。但更要紧的是，行为的改变不仅能对渴求产生影响，而且还能让你从那些无益的渴求中获得解脱和自由。

CRAVING

第二章

超越神经递质：关于渴求
和决策的真正脑科学

酗酒：一种"被选择的病"①

一项研究表明，少量饮酒有益于健康，而另一项研究却说这是非常有害的。有研究称激素替代疗法（hormone replacement therapy）适用于女性，而另一项研究却表明该疗法会导致乳腺癌。医生有些时候会推荐你多吃某种食物，而另一些时候又会让你少吃一点。在这些相互矛盾的信息洪流中，我们要么容易对卫生及健康科学形成一种过度简化且不正确的看法，要么容易得出结论说自己其实一无所知。可现实并非如此。我们对大脑及其功能已经有了不少了解，我们缺少的是对大脑的运作方式以及大脑进程对体验和决策的影响的了解。

———————————

① 原文为"Alcoholism: Disease or of Choice"。作者用英文中的两个介词"or"和"of"来做游戏，他想要暗示的是，酗酒是人们错误选择的结果，即"被选择的病"，因此是可以改变的。——译者注。

大多数人都听说过神经递质，它是脑细胞在交流时所借助的化学物质。现今的报道里充斥着相互矛盾的信息，人们在这些化学物质及其改造方法上说法不一。例如，运动能够增加血清素，血清素会带来好的心情，但是过多的血清素易使人愤怒，过少的血清素则会让人抑郁。那些关于抵抗抑郁的药品广告或许会让你相信，你只需要再来一点点某种化学物就什么事也没有了。就好像你的大脑里摆着两个烧杯，一杯盛有血清素，另一杯盛有去甲肾上腺素，当你情绪稍有低落时，你只要装满其中的一个烧杯就行。当医生将抑郁看作一种化学失衡（chemical imbalance）时，他们即证实了上文所说的过分简化的看法。他们会说："别担心，由于你情绪有些低落，你只要再来一点血清素就没事了。"

为了了解渴求的成因以及人们做出决策的过程，你需要对大脑及其功能有更深入的了解。尽管大家的认识各不相同，但大多数科学家都认为人类的大脑包含了大约一千亿个神经细胞，即神经元，并且他们承认大脑中有很多被称作神经胶质的支持细胞。你的神经元不但有胞体，而且有轴突和树突这样的突起。为方便理解，我们通常将轴突看作广播天线，将树突看作接收天线，它们之间的间隙叫作突触。当一个电脉冲沿着轴突被激活时，一个神经递质就被释放到该间隙中去。随后，该神经递质会激活下一个神经元的树突（这个过程往往通过神经递质附着于一种叫作受体的特殊蛋白质而实现）。就这样，一个神经元与另一个神经元产生了"对话"！（如下图所示）每个神经元都能具有许多突触，因此，你的大脑是高度网络化的，并且任何区域的微小改变都有可能对整个大脑产生剧烈的影响。

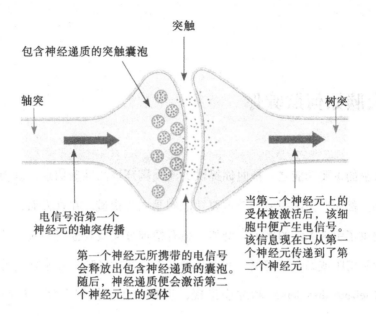

突触

包含神经递质的突触囊泡

轴突

树突

电信号沿第一个
神经元的轴突传播

第一个神经元所携带的电信号
会释放出包含神经递质的囊泡。
随后，神经递质便会激活第二
个神经元上的受体

当第二个神经元上的
受体被激活后，该细
胞中便产生电信号。
该信息现在已从第一
个神经元传递到了第
二个神经元

　　你的大脑中包含有灰质和白质。灰质主要由神经元的胞体和树突构成；而白质之所以呈现白色，是因为长长的轴突（发射天线）表面覆盖着一层由脂肪和蛋白质构成的白色隔绝膜——髓鞘。髓鞘使电信号能更有效地沿轴突传播。此外，大脑皮质主要由灰质构成，它是大脑的外层部分。位于大脑深处的是神经核，这是胞体的密集区域。这些被白质包围的深层区域同样由灰质构成，它们负责着大脑的关键功能。例如，大脑深处有一种叫作丘脑的神经核。由于感官信号和运动信号都要经过丘脑并被它处理，它的作用就像一个中继系统。事实上，除嗅觉之外的所有感觉都是在丘脑中得到处理的。与嗅觉相关的神经细胞能够跳过中继系统直接抵达大脑皮质。正是由于这个原因，一些科学家认为嗅觉会对决策产生强大的影响，而且，根据我在与成瘾者接触过程中所获得的经验，嗅觉似乎往往会激发最严重的渴求。

大脑如何欺骗你

大脑的重要功能之一是向你提供关于周围环境的准确信息，以便你能自如行动。然而，大脑的另一个重要功能则是向你撒谎。在这方面，一些医学症状提供了引人关注的例子。例如，患有精神分裂及其他精神病症的人可能会体验到幻听或幻视；幻嗅（闻到某种并不存在的气味）经常伴随着某些癫痫症（seizure disorders）和肿瘤出现；患有卡普格拉综合症（Capgras syndrome）这种精神疾病的人认为自己周围的人已经被冒名顶替；在克雷宏波综合症（Clérambault's syndrome①）中，患者认为某人正和他处于恋爱之中，尽管事实并非如此；寄生虫妄想症（delusional parasitosis）的患者则会在有悖事实的情况下确信自己感染了寄生虫……一旦人们患上这些症状，任何证据或道理都无法让他们承认自己的错误。你将在后面的几章中了解到，就算你没有任何精神和身体疾病，你的大脑仍然每时每刻都在欺骗你。

一位印度的心脏病学家讲述了这样一个故事：某个小村庄里的一位妇女认为自己的子宫里有一只青蛙。不管人们如何跟她说理都没用，她仍旧向一个又一个医生请求治疗。最终，一位医生给她打了麻醉，在她的下腹划了一道浅浅的口子，医生随后便叫醒了她，给她看了一只活的青蛙并宣告她已经

---

① 又称被爱妄想症（Erotomania）。——译者注。

被治愈。其实，这只青蛙是医生暗中派护士到河里抓的。每个人都认为这是一个绝佳的解决办法，这位妇女则因为自己终于被治愈而充满了感激。但是两周后，她又找到了那位医生，说"青蛙已经产下了孩子"，她需要再做一次手术。可见，对于身处妄想中的人，你是无法说服他们的。

在大脑如何撒谎这个问题上，脑损伤能向我们提供比这还要更为戏剧性的例子。在治疗某些严重的癫痫病患者时，我们需要切断其一部分连接左右脑的桥梁——胼胝体。在患者经历这种手术后，他们有可能会患上"裂脑综合症"（split- brain syndrome），通常表现为他们的两个脑半球不再协调工作。例如，由于语言中心位于大脑的左半球，他们将无法说出大脑右半球正在观察着的事物。他们自己对这种现象往往会给出奇怪的解释（这叫作虚谈症①，它也会出现在科尔萨科夫综合症②——一种因长期酗酒而引起的脑损伤中）。中风有时会导致半侧忽视症（hemineglect），患有这种病症的人会认为自己一半的身体并不属于他们。当他们被要求画一幅钟面图时，他们可能只会画出半个钟面（比如从 1：00 到 6：00）。这样的病人很可能无法移动他的左手臂，因为他同样"忽视"了这只手臂。病情严重时，如果你拿起他的左手臂给他看并问他这是什么时，他可能会回答："一块肉。"

---

① Confabulation。——译者注。
② Korsakoff's syndrome，又称健忘综合症。——译者注。

决策和大脑

大脑的某些区域与做出正确决策的能力有关，而且这种关联极有可能是非常戏剧性的。1848 年 11 月，一位名叫约翰·哈洛（John Harlow）的医生在《波士顿医学和外科期刊》（*Boston and Medical Surgical Journal*①）中发表了一篇有关铁棍穿过头骨的病案报告。病案的主人公是一个名叫菲尼亚斯·盖奇（Phineas Gage）的男人。25 岁的菲尼亚斯是一名已婚的铁路工人。1848 年 9 月 13 日，菲尼亚斯用一根铁制的炮眼封泥棒（tamping rod）往一块大圆石里填充炸药，这根铁棒长 1.1 米，直径为 3.2 厘米，其中一端为尖头。就在菲尼亚斯扭头看向他的几位同事时，炸药不慎被点燃了，随之而来的爆炸使铁棒插进了他的左颧骨，击穿了他左眼窝的底部，最后，铁棒穿过颅骨的中线并落在了 9 米远的地方。

菲尼亚斯是一个备受大家喜爱的小伙儿，见他出事，他的同事们立马向他跑去。随后，他被扶上了一辆牛车并急匆匆地送往一家当地的旅馆。在旅馆里，他几乎没靠多少帮助就爬上了楼梯并换了身衣服，而位于他大脑左额叶上的那个大大的伤口始终清晰可见。事发 90 分钟后，哈洛医生给他做了检查。哈洛发现，菲尼亚斯的表现非常好。他在随后的几天里一直都能到处走

① 原文如此。该杂志的正确名称应为 *Boston Medical and Surgical Journal*。——译者注。

动，其话语能力、运动能力和感官能力均没有任何问题。这让哈洛大为吃惊：尽管菲尼亚斯已经失去了很大一部分大脑，但他似乎并没有什么大的问题。哈洛感到十分困惑：如果这部分大脑的缺失并不会给人们带来任何影响，那么它到底起着什么作用呢？

然而，菲尼亚斯的妻子对这一切却有更深的了解。她注意到，菲尼克斯已经根本不是从前的他了。随着时间的推移，菲尼亚斯的人格和面对问题时的选择有了明显的改变，以至于哈洛在二十年后仍觉得有必要在《麻省医学协会期刊》（*Bulletin of the Massachusetts Medical Society*）上发表一篇后续报告，以详细描述在失去了眶额叶皮质的菲尼亚斯身上所发生的极大变化。哈洛写到：

在菲尼亚斯受伤前，他是工地上公认的办事最有效率、最能干的工头。如今，考虑到他的大脑已经发生了明显的变化，大家已不能再给他同样的工作。他对人不恭不敬，行为极不稳定，有时甚至放任自己做出恶劣无比的举动；他对同事们极少尊重，当有人劝他约束自己的行为时，若是这劝告与他的意欲相左，他立马便会耐心全无；他有时固执得像一头牛，却又反复无常、优柔寡断。菲尼亚斯的改变如此明显，以至于他的朋友和认识他的人都认为他已经"不再是盖奇了"，他粗鲁、冲动、懒惰、毫无耐心且顽固不化。

从菲尼亚斯的行为来看，他很像人们口中所说的成瘾者。医生们很多年前就知道，脑损伤可能会导致运动、说话、感觉和意识方面的问题。然而，菲尼亚斯的事例首次表明：判断能力只属于大脑中的特定区域。这就是说，一旦菲尼亚斯失去了大脑的关键部分，他的意愿和选择就会改变。他的朋友无疑是正确的：他已经"不再是盖奇了"。

当我还是杜克大学的住院实习医生时，我针对精神分裂症患者的幻听进行了一项研究。与我合作的是一位杰出的导师——劳伦斯·邓恩（Lawrence Dunn）医生。我们研究的是一种叫作快速经颅磁刺激法（rTMS）的技术：通过将一个强大的电磁线圈放到头皮上，我们可以激活线圈下的大脑区域。那时候，用于研究的相关设备还处于试验阶段，但我们还是从一家英国公司订购了一台。设备被美国海关扣留了几个月，期间，我们只能等待美国食品与药品监督管理局（FDA）弄清设备用途并批准我们的领用文件。（如今，这些设备已经非常普遍，它们被用于多种病症——尤其是抑郁症——的治疗。）该设备的工作原理并没有什么非常特别的地方。它只是一圈通电的铜丝，在缠绕几千转后被置于一个手持棒内。你或许可以在无线电器材公司买到相关部件并制造你自己的设备，但我并不推荐你这么做。交流电能够产生一个移动的磁场，该磁场会让附近所有的导电材料都带上电流。神经元的轴突同样能够导电。所以，你只要将一个快速经颅磁刺激设备置于某人的头部上方并接通电源，你就能激活他的神经细胞。

在我对这种技术有了更多了解后，我对幻听的兴趣已经不再那么强烈，我更为一位名叫阿尔瓦罗·巴斯库尔－里昂（Alvaro Pascual-Leone）的神经科学家的研究而着迷。巴斯库尔－里昂曾经发表过一篇令人称奇的研究论文，尽管这篇论文中包含着突破性的发现，它却未能引起媒体的多少重视。巴斯库尔－里昂要求被试在每次听到"咔嗒"声时伸出他们左手或右手的食指。至于要伸出哪只手的食指，这完全是被试自己的选择。随后，他将线圈放到了每个被试头皮上方的特定位置，开始进行实验。他注意到，线圈的放置似乎会影响到被试对手指的选择。他利用磁场来诱发被试大脑中的电流，由此而影响了他们的决策。实验表明：将设备放在被试的脑袋上方，可以改变他们的选择方式。更重要的是，那些被线圈的放置影响了决策的人完全不知道自己的选择已经被线圈所左右。

大脑中的改变影响了你的选择和意欲，而你却对此浑然不觉。这与菲尼亚斯·盖奇的事例如出一辙。若干年后，到了 2007 年，巴斯库尔－里昂及其团队已经能够用快速经颅磁刺激技术来减少被试的冒险行为了，这在渴求和成瘾的治疗中是极其重要的。

在过去的十多年间，我的主要任务就是治疗那些遭受渴求折磨的人。我发现，相信自己能够掌控自身的行为，这对人们来说是至关重要的，并且，要想让他们承认自己会被一些无法控制的环境所影响，这似乎根本不可能。多年前，我曾遇到过一位酗酒者，他对我说："我对自己喝下的每一杯酒都有着清晰的意识，但我还是喝了它。"

然而，大脑不断寻找着奖励和增强（reinforcement）①。这方面的知识表明，大多数这类影响并不能被我们的意识所控制。事实上，涉及奖励和增强（比如食物和性）的大多数结构都深藏于大脑之中，藏在一个被科学家们称为"皮质下部区"（subcortical regions）的地方。然而，皮质下部区并不处于意识控制之下。作为对生存驱力（survival drives）——如食物、性、睡眠——的反应，大脑的奖励系统会激活与强烈情绪相关联的行为，比如贪食、赌博，以及使用酒精、大麻等迷醉物的行为。也就是说，当我们进行一些旨

---

① 增强，行为主义心理学中的一个概念。当有机体的某一种特定行为被证明对该有机体有利时，该行为便会在未来得到增强。——译者注。

在得到奖励的活动时——因为这些活动构成了生存不可或缺的一部分——特定的大脑区域就会被激活，这能确保我们为了生存（进食）和种族的繁衍（性交）而继续采取必要的行动。

作为一种生物学现象的渴求

现在，我们已经有了强大且毋庸置疑的科学证据，足以证明渴求在某种程度上是一种生物学现象。下面是一个近期的例子。

加州大学洛杉矶分校的马克·科恩（Marc Cohen）给吸烟者们安排了三个任务：观看一段会诱发香烟渴求的视频；观看一段中性的视频；不观看任何视频。他和他的团队成员告诫吸烟者们尽量抵抗自身的渴求。研究人员们仅仅通过对吸烟者脑功能扫描图的分析，便知道了他们所观看的视频。他们还能用同样的方法来观测吸烟者是否在抵抗自身的渴求。科学实验证明：功能性脑成像（functional brain imaging）可以和某些数学工具一起使用，以便从大体上"读取"（read）一个人的思维。上面就是其中的两种应用实例。这也表明，大脑和思维之间的区别在很大程度上是不真实的，这与我们当前对神经生物学和思维科学的理解尚未完善有关。

当然，渴求远远不只是"对奖励和增强的反应"那么简单，它涉及情绪、记忆、失控感、奖励和增强等。在渴求的这些首要特征中，每一种都源于大脑中特定区域的活动。某些渴求似乎与奖励相关，另一些则与寻求疼痛的缓和相关，有些甚至还关系到强迫观念。与奖励相关的渴求可能主要涉及多巴胺和γ-氨基丁酸（GABA）这两种神经递质；与疼痛缓和相关的渴求则可能涉及谷氨酸；而某种具有强迫性的渴求可能更多地与5-羟色胺有关。

让我们先来看看最简单的现象：奖励现象。要理解这种简单而强大的生存驱力，我们需要先探讨大脑解剖学和生物学中的一些基本内容。

▍大脑的奖励系统

大脑的奖励系统涉及大脑的一些关键区域，这些区域沿着一个叫作"内侧前脑束"（MFB）的区域分布。我们首先可以看到一个叫作"腹侧被盖区"（VTA）的深层大脑结构。腹侧被盖区位于中脑的底部，它由许多神经细胞组成，其中的一些细胞包含多巴胺———一种关系到大脑各种功能（包括奖励在内）的神经递质。我们会在下文中更多地谈到多巴胺这种儿茶酚胺类的神经递质。实际上，腹侧被盖区已被认为与一些重要的大脑功能有关，比如激励、认知，甚至是爱。罗格斯大学的海伦·费希尔（Helen Fisher）和来自纽约州立大学石溪分校的亚瑟·阿伦（Arthur Aron）以及来自爱因斯坦医学院的露西·布朗（Lucy Brown），在2005年发表的那篇里程碑式的研究论文中所涉及的正是这个主题。通过一种叫作"功能性磁共振成像"（fMRI）的技术，研究者们在浪漫的爱情与右腹侧被盖区的强烈活动之间发现了关联。该研究表明，浪漫的爱（与性驱力有别）是与大脑的激励系统（motivation system）紧密联系在一起的。这种联系使人们能够将自己的精力集中于特定的某个异性身上，如此一来，精力便得到了节约，人们就更容易选出配偶。我的许多病人都曾提到他们对让自己成瘾的药品有一种爱的感觉，这也许是因为在有关浪漫爱情的神经科学与有关成瘾的神经科学之间存在着某些共同点。只有当奖励超过预期时，腹侧被盖区的一些神经元才会释放出多巴胺。

腹侧被盖区的神经元连接着很多大脑区域，其中包括前额叶皮质（菲尼亚斯失去的那部分大脑）、杏仁核以及伏隔核（NA）。"杏仁核"（amygdala，在希腊语中指杏仁，人类大脑的这部分区域无论大小还是形状都类似杏仁，因此得名）负责处理与生存相关的情绪。在面对强烈的愉悦、恐惧和愤怒时，它的反应尤其强烈。杏仁核的一个特别重要的作用是用信号来指明针对某一事件的情绪的重要性（emotional significance）。也就是说，在碰到某一特定事件时，杏仁核会决定情绪反应应有的强度。当渴求出现时，杏仁核发出的信号会被增强，患者对渴求的情绪反应便会大大超出其"应有的"强度。这种被增强的情绪同样会让患者的反应行为（比如吸毒、性、饮食和赌博）得到强化。

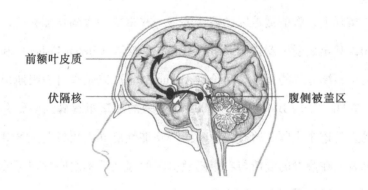

前额叶皮质

伏隔核

腹侧被盖区

腹侧被盖区同样也会伸向伏隔核。作为大脑中最有趣的区域之一，伏隔核与愉快和奖励有着一定的联系，并且，从某些研究来看，它甚至还与成功和笑有关。1954年，蒙特利尔麦吉尔大学的詹姆斯·奥尔兹（James Olds）和彼得·米尔纳（Peter Milner）发表了一篇文章。该文章后来成为了成瘾研究史上最著名的学术研究之一，它极大地转变了我们对奖励脑科学和增强脑科学的理解。奥尔兹和米尔纳将银丝制成的电极放到了15只公白鼠的脑中，并衡量刺激不同大脑区域所产生的效果。（白鼠的大脑实际上与人脑有着明显的相似性。当我在医学院中学到这个时，这对我的自尊产生了很大的打击。）该实验以及随后几十年间的改良实验证明，对白鼠来说，按压操纵杆并向伏隔核释放电刺激可以带来一种极大的增强。这些白鼠宁愿刺激伏隔核也不愿意进食，甚至在即将饿死的时候，它们仍要试着再按一按操纵杆。

更有趣的是：在白鼠们刺激伏隔核一段时间后，如果我们切断电源的话，一些奇怪的事情就会发生。首先，白鼠们为了得到额外的刺激会更加激烈、快速地按压操纵杆。这一现象叫作"消弱突现"（extinction burst）①。然而，当人们切断电源时，白鼠们终会"意识到"不会再有更多的刺激。这时，你大概认为白鼠们会放弃，会按下食物杆并开始进食，可事实并非如此。相反，白鼠们会在角落蜷成一团，最终饥饿而死，而它们面前就放着那些它们本该进食的食物！为何白鼠们会在过度刺激伏隔核后拒绝进食呢？

这里的答案对于理解渴求非常重要，它关涉神经科学上的一个概念：下调（downregulation）。当A神经元与B神经元发生交流时，A神经元会释放

---

① 如果某种行为不再得到强化，那么该行为的频率会在短期内突然增加，直到这种行为减弱或消失。这种现象就叫作"消弱突现"。——译者注。

出一个神经递质，这个神经递质会依附在 B 神经元表面的某种蛋白质上。我们可将这种可以称为"受体"的蛋白质看作天线。随后，这些受体便会改变形状，接着，第二个神经元就得到了激活。就这样，A 神经元就与 B 神经元产生了交流。"说话的"神经元（the "talking" neuron）释放出神经递质这一化学物（在此指多巴胺），"倾听的"神经元（the "listening" neuron）则静待自己的受体被多巴胺激活。伏隔核中的许多神经元都具有这种多巴胺受体，它们只是有待被激活，以便将信号发送给大脑的其他部分。这些信号说："我体验到了奖励，它甚至超出了我的期待！"

被激活的多巴胺受体的数量决定了信号的强弱，即奖励的强度。当脑胞被过度刺激时（这就是那些大脑中被奥尔兹和米尔纳放进了电极的白鼠所遇到的事），它们会意识到自己体内挤满了太多的多巴胺，自己已经不需要再制造那么多的多巴胺受体了。由于脑细胞倾向于保存能量，它们只有在需要的时候才会制造多巴胺受体。

在伏隔核刺激消失后，白鼠们都在角落蜷成一团并死去。如何解释这种现象呢？答案是：多巴胺受体的数量已经被大大减少或者说下调。这影响到了白鼠体验奖励的能力。不再有什么能够带来奖励，连食物也是如此。奖励系统被摧毁，白鼠因饥饿而死。现在，奥尔兹和米尔纳的经典实验的深远意义凸显了出来。当人类体验到过度刺激时，比如可卡因渴求，多巴胺会充满他们的伏隔核，多巴胺受体的密度因此而降低（下调）。最终，成瘾者将无法从药品以外的任何东西中体验到奖励和愉悦。

关于这种现象有着许多出色的研究。例如，人们培育了一些"喜欢"喝酒的白鼠。2004 年，布鲁克海文国家实验室的帕纳约替斯·萨诺斯（Panayotis Thanos）医生及其同事提出，通过一种病毒载体，他们能够将某种特定的多巴胺受体（D2）的基因释放到白鼠的伏隔核中，从而对喜欢喝酒的白鼠（以及不喜欢喝酒的白鼠）在20天内的饮酒量造成明显的影响。他们基本上是通过让白鼠感染某种特殊的转基因病毒来控制其饮酒量的。一些非常新的、对觅食行为进行的光基因技术研究（optogenetic research）也给出了相似的结果。

关于渴求的脑科学

在过去的十年中，我曾向吸毒成瘾者们问起他们吸毒的原因。他们的回答几乎是一致的："我吸毒并不是为了过瘾，我只是在努力让自己感到正常。"好吧，"正常"的定义是复杂的，但它至少与伏隔核中的多巴胺受体密度有着一定的关系。大脑中的许多改变实际上都是多巴胺活动减弱的结果。有一点是很清楚的：伏隔核中多巴胺受体的低密度会让人觉得难受。

当然，这是对关于渴求的脑科学的一种极为简单的解释。迄今为止，我们已经对能够激活或增加大脑活动的神经递质有所了解。然而，某些化学物却会抑制或减少大脑的活动。研究表明，大脑中的抑制性神经递质包括γ-氨基丁酸（这是最主要的一种）、5-羟色胺、脑啡肽（与内啡肽有关）和去甲肾上腺素。目前流行着一种理论：高强度的奖励会增加下丘脑中的5-羟色胺，进而会激活下丘脑中的阿片受体。正如上文所说，这会让脑啡肽被释放到富含多巴胺的腹侧被盖区中去。随后，脑啡肽会减少伏隔核中的γ-氨基丁酸，并增加腹侧被盖区中释放的多巴胺。最近的一项小型研究显示，体内的5-羟色胺转运体（serotonin transporter）发生遗传变异的人更容易对酒精产生渴求。另外一些研究也表明，酒精使用障碍（alcoholic disorder）与大脑中5-羟色胺的情况有关。

据其他研究者证明，将γ-氨基丁酸抑制物注入一只白鼠的海马体（一个与记忆相关的结构，同时也是大脑中负责情绪与行为的边缘系统的一部分）中，会让它喝更多的酒。我们可以对这些神经递质通路的运转做出许多其他的假设，但有一点是毋庸置疑的：渴求并不仅仅与多巴胺有关。

我的职业经历证实，成瘾者并不仅仅是在试着重复第一次过瘾时的体验，这只不过是整个现象中的很小一部分。在我所接触过的那些与渴求进行斗争的人中，大部分人并非在寻求奖励，而是在寻求解脱。在成瘾型渴求中，那种无法抗拒的生物过程其实是由一系列复杂的驱力组成的，这就是那种基于生存的、拼命想让成瘾者觉得"正常"的驱力。

我在上文中提到，某些渴求看似与奖励相关，另一些则与寻求疼痛的缓和相关，有些甚至还关系到强迫观念。与奖励相关的渴求可能主要涉及多巴胺和γ-氨基丁酸；与疼痛缓和相关的渴求则可能涉及谷氨酸；而强迫型的渴求可能更多地与5-羟色胺有关。因此，在治疗与高强度奖励（比如赌博）有直接关系的渴求时，纳曲酮（一种阿片受体阻断药，其部分药效很可能来自对γ-氨基丁酸和多巴胺的调节）可能是一个较好的选择。阿坎酸或某些较新的药物，比如巴氯芬（一种会影响γ-氨基丁酸的肌肉松弛药）可能更适合治疗与疼痛缓和相关的渴求。这种渴求会影响到γ-氨基丁酸和谷氨酸的平衡，因此会让人苦恼和不适。另外，我们确实知道，那些能够影响 5-羟色胺的药物，比如百忧解（氟西汀）①，对于强迫型渴求（比如强迫症和贪食症）则更为有效。可尽管如此，对治疗"单纯的"酗酒来说，这些药物似乎并没有什么作用。

但是，单凭感觉（feelings）是无法解释渴求所带来的那些令人心碎、自我毁灭性的后果的。这些后果来自那些损害了患者自身健康的行为。为什么人们会被欺骗并做出这些行为呢？要回答这个问题就必须提到前额叶皮质。还记得吗，在菲尼亚斯失去了很大一块前额叶皮质后，他的判断就改变了。伏隔核中的神经元伸向许多不同的大脑区域，其中的大部分神经元都会释放出 γ-氨基丁酸。前额叶皮质会从奖励系统中的其他神经核中接受直接或间接的信息输入，可以说，它的活动很大程度上受到了大脑奖励系统的其余部分的直接影响。

那么，在铁棒刺穿菲尼亚斯的颅骨时，他失去的前额叶皮质到底是什么呢？它起着什么样的作用？其功能与渴求有着什么关系？前额叶皮质的作用和功能是特别复杂的，就它的用途来说，我们可以（并且已经）写出许多长篇著作。然而，我们之所以拥有前额叶皮质，最重要的原因也许是为了实现心理学家所说的执行功能。执行功能是构成高阶决策（higher-order decision-making）的要素，它包括自愿行为的规划和执行。大脑中的这部分结构是至关重要的，它首先确定你该采取的行动，然后将所得结果与期待结果进行比较，最后根据这一比较结果来改变你的行为。相比白鼠的大脑，人脑中的这一部分要更为复杂和发达。由于很多原因（包括我们更为高级的前额叶皮

---

① Prozac。——译者注。

质），人类有能力做出白鼠所不能的理性决策。但是，当前额叶皮质受损（正如菲尼亚斯所遭遇的）或是被成瘾危及时，我们将无法做出理性的决策，甚至往往会做出不利于自己的事。

前额叶皮质有一个极为重要的用途：抑制习惯性行为。习惯是有益的，它们对于生存来说极为关键，让我们在进行日常活动的时候不用仔细考虑每一个决定，否则，我们大概会出现决策瘫痪的情况。然而，为了达成目标，人们有时候需要背离习惯而行。事实上，这种背离习惯而行的能力对于"发问"（questioning）这一基础行为来说是非常重要的；并且，假如没有疑问，我们也就没有选择。亚历克·霍尼曼（Alec Horniman）是我见过的最有才华的人之一，也是对我产生了巨大影响的教授之一。他喜欢说："人创造了习惯，继而成为自身习惯的造物。如果我们的大多数行为都是习惯性的，我们又怎么能提高自己的选择能力呢？"从目前我们所了解的情况来看，前额叶皮质确实是能够让我们做出选择的东西。对习惯的抑制（直到我们真的改变它们）对于渴求的治疗是非常重要的，因此，我们在下文中将更多地谈到"背离当前的习惯而行"所具有的疗效。

前额叶皮质涉及自发而行①的能力（the ability to be spontaneous），但当某些自发的、冲动的行为不能被社会所接受或是会损害我们的目标时，它也会抑制这些行为。这部分大脑会促使你采取主动，确保你有一系列广泛的爱好，以将你的注意力从那些让人感到舒适的事物上转移开，进而转向实现你的目标所需要的东西上。当你的行动无法帮助你达成预期目标时，前额叶皮质会让你深感苦恼，于是下次你便会改进方法。它帮助你将相似的经验联系

---

① 指在没有经过事先规划的情况下跟随自己内心的意愿和冲动而行动。——译者注。

到一起（就算这是一些对你来说非常陌生的经验），让你能够借鉴别人的经验而不再局限于自我。它让你学会变通，懂得适应。白鼠之类的动物并不具有像人脑这样发达的前额叶皮质。它们只会对符合其利益的眼前之物做出反应，而不能像我们一样详细规划复杂的行动。白鼠无法判断自己是否过于肥胖，无法压制吃巧克力蛋糕的冲动；它们无法充分评价自己的日常饮食活动，不知道它们想要的某些东西实际上并不适合自己。人类却能够做到这些。简而言之，人类需要大脑中的这个复杂的部分来做出合理的决策。

不幸的是，渴求牵涉的正是大脑中的这个部分。近期的一项研究有力的证实了这一点。当研究者们将快速经颅磁刺激法（上文中提到的 rTMS 技术）运用于前额叶皮质时，他们暂时减少了患者对食物的渴求并提高了其抵抗渴求的能力。一些非常出色的、更新的研究也表明，内侧前额叶皮质中的一小群神经元能够调节某些与暗示及环境相关的渴求复发的可能性。比如，在某些暗示或环境的影响下，你也许会在夜深人静的时候想起本杰瑞（Ben and Jerry's）冰激凌，于是便会到便利店去买。研究者们成功地让这些神经元失活，从而阻止了白鼠在环境的诱导下再度吸食海洛因。另外一些针对前额叶皮质受损者的研究表明，这一大脑结构旨在帮助人们设定一种可接受的风险水平。于是，一些人可能会愿意在饥饿的时候到超市购物，因为他们相信自己可以抵抗住那些使人发胖的甜食的诱惑（视觉或嗅觉诱惑）。这项研究十分令人激动，它表明前皮质额叶中的一小群神经元能够控制线索物及环境对成瘾行为的影响。这可以成为各种疗法在未来的努力目标。

当我在医学院中第一次听到菲尼亚斯·盖奇的故事时，暗自思忖："这家伙真幸运！他本有可能完全丧失自己的视觉、运动功能甚至语言功能。他失去了很大一部分大脑，但却成功保住了所有真正重要的东西并生存了下来。"年复一年，我渐渐对大脑和人类行为有了更多的了解，我最终意识到，菲尼亚斯确实失去了他最需要的那部分大脑。如果他失去的是视觉、说话或运动能力，这对他的余生来说也许会好很多。

菲尼亚斯的事例并不十分常见。然而，从另一方面来说，这种事却每天都发生在你的身边。成瘾会操控大脑中这个至关重要的区域，并且，成瘾者的前额叶皮质可能会受到严重的损害。对很多成瘾者来说，就算是无法行走、无法听见和看见，甚至是无法讲话都要比这好得多。人们通常能够从上述这些残障中挺过来，它们并不像成瘾的蔓延一样会造成下面这些严重而广泛的破坏：支离破碎的生活、四分五裂的家庭、全面监禁、已发展至晚期的生理疾病和精神疾病、自杀以及其他会导致死亡的后果。如果成瘾的治疗极其困难的话，在某些情况下让一根铁棒射穿大脑很可能要比患上成瘾好得多。这个比喻虽有失妥当，但其中的道理却是显而易见的。

大脑的惩罚系统

现在，我们已经对大脑的奖励系统有了一些认识，是时候来看看另一种大脑系统了——负责惩罚的系统。惩罚系统由大脑中负责回应恐惧和惩罚的区域组成，该系统有时会凌驾于奖励系统之上并抑制奖励行为。这个区域中的大部分都位于科学家所说的"脑室室周系统"（PVS）中。另外还有第三个系统，就是由杰出的法国医生亨利·拉布洛提（Henri Laborit）在 20 世纪 60 年代中叶发现的行为抑制系统（BIS）。当激励和奖励、逃避和战斗都不再起作用时，行为抑制系统就会被激活。这时，人们不再能体验到奖励，也不再能够逃脱痛苦和惩罚。当一个人长期处于压力下并感觉无力行动时，行为抑制系统便显得最为活跃。该系统很大程度上受到了神经递质 5- 羟色胺的影响。或许，当成瘾者们无法从奖励中获得喜悦时，当他们无力抵抗并继续做出自毁行为时，他们所承受的苦难大部分都与行为抑制系统有关。这在成瘾的发展过程中非常常见，它会导致一种让人不知所措的无助感。

除了构成奖励与惩罚那些强大的大脑机制外（这些机制与渴求和成瘾有关），在情绪、记忆和渴求之间也存在着一种复杂的关系。情绪会影响记忆，记忆也会影响情绪，并且，不管是记忆，还是情绪都会影响渴求。此外，渴求本身会影响工作记忆，特别是视觉空间记忆（一种记录你所看到的东西以及你在环境中的定位的记忆）。比如，视觉空间记忆会帮助你记住并估算客厅的天花板高度，或帮助你记住客厅里电灯的数量。

一项针对 96 名本科生（他们患有巧克力渴求症）的研究表明，在执行某些需要视觉空间记忆的任务时，他们的能力出现了明显的下降。换句话说，渴求的确影响到了这些学生的记忆能力。其他的许多研究也说明了同样的问题。例如，焦虑尤其会损害工作记忆。当人们对记忆内容进行思考时，发挥作用的正是工作记忆。我们应该从这些研究中看到，如果你在渴求出现之后才开始采取行动的话，已经处于不利的境地，因为这时候的你或许更难记住要做的事。因此，我将在后面几章中强调，尽管你在渴求发作时可以采取有效的措施，但是，应对渴求的理想时机却是你并未主动产生渴求的时候。这就像应该在不下雨的时候修理屋顶一样。

情绪会对渴求产生很深的影响。有人针对岛叶皮质（大脑中负责情绪调节的边缘系统的一部分）区域发生了中风的吸烟者进行了一项十分有趣的研究。研究发现，这些中风者比其他中风者更容易戒烟。这表明情绪和边缘系统在诱发烟草渴求的过程中扮演了至关重要的角色。压力尤其会增加渴求，它让渴求更加难以抗拒。比如，耶鲁大学的一项研究表明，身处压力下的吸烟者明显更难抵抗对尼古丁的渴求。其他研究则表明，强烈的情绪会增加渴求的出现频率和强度。这种局面尤其让成瘾者进退两难，因为从许多研究结果来看，在刚戒烟的那几天、几周乃至几个月内，人们的情绪往往会飘忽不定①。

然而，逃避情绪并不能解决问题。实际上，从某些研究结果来看，情绪的表达能够减少渴求。例如，在英国的一项针对康复中心的可卡因成瘾者的研究中，我们可以看到，当成瘾者写下自己的各种情绪时，他们的渴求也会变少，并且他们复发的可能性也会变小。我对成瘾者的治疗过程也很好地证明了这一点：当患者经历抑郁、焦虑、愤怒、怨恨、恐惧、压力、悲痛和失败时，他们的渴求出现得更为频繁、更为强烈。同样，根据我的经验，在这些情绪最为强烈的时候，渴求是非常难以抗拒的。在这种情况下，人们常常会屈从于自己的渴求，以致出现了更多的情绪问题。可悲的是，人们越是用力抵抗，渴求就越是恶化。我们无法通过与渴求作战来解决问题，我们只能让自己有所成长从而超越渴求。可到底该怎么做呢？下文将给出答案。

---

① 即是说，戒酒后的情绪可能会变得强烈，从而容易重新导致渴求，将成瘾者置于进退维谷的境地。——译者注。

大脑中的各种系统远比我们在这里描述的要复杂。正如我们将在下一章中看到的，思想同样会影响渴求，渴求反过来也会影响思想。正是这种关系构成了渴求认知理论的基础。此外，体验不仅会影响神经递质的释放以及受体的密度，而且会影响神经元之间的联系（第五章将讨论这个问题）。行为的改变之所以能影响渴求和成瘾，这与上述内容有着很重要的关系，我们将在第五章和第九章中探讨行为对渴求的影响。同样，我们的行为和经验还能直接影响到被激活的受体在神经细胞内的作用（这些受体会对一些重要的细胞功能，比如第二信使系统①和转录修饰②产生影响，还会影响细胞结构和功能的改变）。这些改变无论对渴求的形成还是对从渴求中获得解脱来说都很重要。例如，前额叶皮质会将促谷氨酸释放神经元（glutamate- releasing neurons)③ 发射回伏隔核，在我看来，这一过程很可能构成了自愿精神、精神性和康复在神经生物学上的关键基础。

现在，我们的知识已经足够让我们回答这个问题："成瘾是一种疾病还是一种选择？"答案是肯定的，成瘾是一种"被选择的病"。

---

① 第二信使（second messenger），指能够将细胞表面受体接受的细胞外信号转换为细胞内信号的物质。——译者注。

② Transcription modification。——译者注。

③ 此术语意思为：这种神经元会促进谷氨酸的释放。由于国内尚无对此术语的译名，此处权译作"促谷氨酸释放神经元"。——译者注。

CRAVING

第三章

渴求对自我挫败行为的
驱动及其顽固性

一物，渴求之，得也；放弃之，其自随也。

——斯瓦米·希瓦南达（Swami Sivananda）

如果渴求只是一个无害的念头，那你大可用另一个念头来代替它，你可以想想别的事，分散自己的注意力，然后渴求就会像其他任何一种念头一样消失。有的渴求比较温和且无害，它们确实会以这种方式消失。然而，大多数试图挣脱渴求的人竟希望他们的渴求也只是一些普通的念头。我治疗过的很多患者也都在自欺，他们试图让自己相信渴求只是一些普通的念头。他们自以为能够像控制其他念头一样控制自己的渴求，并设法将自己的注意力放在别的地方。可问题是，当这种办法并不奏效时，他们仍会再次重返渴求。"精神错乱"（insanity）一词有着这样一个流行的定义：重复同一种行为并期待不同的结果。我并不怎么喜欢这个定义，因为在环境或背景发生变化后，曾经的失败行为却能够取得成功。然而，当人们应对渴求时，他们却往往重复着那些几个月甚至几年都毫无成效的方法。我曾见过许多这样的患者，他们直到去世时都无法改变那些毫无作用的、不利于应对渴求的方法。他们长期埋头苦干，想当然地认为"这一次将会有所改变"。

在上一章中，我们知道了为什么有些人会丝毫不顾结果，重复尝试同一种无效的方法。大脑中的一些强大机制会以有利生存的方式来驱动我们的行为，并且，在这类主要由大脑驱使的冲动和驱力中，有许多并不是总会被有意识的、思考着的那部分大脑所压制（当然，它们有时也会处于这部分大脑的短期控制之下）。有人会问：这些有关渴求的念头是如何驱动了那些令人心碎和痛苦的行为，并导致了那么多的悲痛和绝望？在本章中，我们将会了解大脑的几种欺骗方式，看看大脑是如何让你对自己以及自己的行为得出错误结论的。确切地说，我们将对各种扭曲的结论及其成因进行审视。

我们也将探究渴求之所以如此棘手的原因。为什么患者们经常认为，如果冲动得不到满足，那么渴求就会一直持续下去？这显然是一种荒谬的观点。没有哪种渴求会永远存在，无论我们采取应对措施还是屈服于它，所有的渴求到最后都会消失。患者们常常说，他们感到有一扇正在关闭的窗，窗的另一边就是解脱、喜悦、平静和幸福，如果他们现在不从窗口跳出去，他们将永远不会再有第二次机会。于是，他们再次向自己的渴求屈服了。

错误的信念

无论从哪个角度来看，渴求所带来的荒谬行为都是可被理解的。你具有多少创造力，你的大脑皮质就有多少种方法来让你的自毁行为合理化。于是你便会产生错误的信念，其目的在于保护你的自我感和控制感。下面是我曾听过的一些辩解。

- "这次将会有所改变。"

- "我不在乎，这是值得的"或者"我已经改变主意了"。

- "没事，下次我不这样做就行。"

- "我已经改变了。现在的我已经能掌控局面了。"

- "这是我应得的。"

- "我单纯地以为这是一个问题，但其实它不是。很多人都可以毫无困难地做这件事。"

当然，这只是所有可能的辩解中的一部分，还有许许多多的例子没被列出。大脑的深层区域潜藏在下皮质中，它创造了驱力。皮质或者说大脑的表层，则提供了各种辩解的理由。这就是为什么你无法仅仅凭借思考就能从渴求中获得真正的解脱（虽然有时候会起作用），不断思考着的大脑皮质总是能想出一个又一个越来越可信、越来越有说服力的理由。对拉斯维加斯的赌博成瘾者来说，最坏的事不是输钱而是赢钱；同理，对渴求成瘾者来说，最坏的事就是成功地通过思考而"摆脱"了渴求。但是，这种策略很少会有奏效的时候，而一旦它奏效，就会诱使成瘾者进行数年甚至数十年的努力，试图不断重现这种成功（这种成功看上去总是即将到来，然而它却从未真正到来）。

匿名戒酒协会（AA）的成员多年前就已经发现了这点，他们写到：

有时候，酗酒者并无有效的心理防御来防止他们再次喝酒。除去极为罕见的情况，无论是酗酒者还是其他任何人都不具有这种防御能力。他的防御必须来自一种更强大的力量。

这种观点在学术界并不怎么流行。事实上，学术界与临床医学界在成瘾治疗上有着越来越大的争议，且大部分分歧都围绕着这一争论。不幸的是，争论的核心主要来自对"十二步康复法"术语的绝对误传。例如，戒酒会成员经常使用"渴求"一词来描述他们喝酒后的情况，而不是他们喝酒前的情况。至于引发酗酒的那些体验，他们将其称作心理强迫而非渴求。若我们仔细观察，会发现许多（但并非全部）争议仅仅有关形式和术语，而与实质无关。我在附录中对该争论做了更多的解释。

关于认知疗法（即思维疗法），比如，成瘾应对中的认知－行为疗法（CBT），似乎存在着无休无止的争论。这些疗法的作用在于让人们看到自己思维中的扭曲，因此它们对治疗抑郁、焦虑以及许多其他精神疾病极其有效。事实证明，我们有一些思维模式，它们使我们无需太过费力就能快速做出结论。同时，这些思维模式还确保我们将注意力放在一个问题的重要点及中心点上，不去过多地注意无关的、让人分神的"杂音"。例如，如果你即将被一头熊攻击，那么，对你的大脑来说，重要的并非是关注环境的细节，比如，你周围有什么树，你是否能听到鸟鸣，是否能闻到花香，你所有的注意力都放在了熊的身上。事后，如果你被问起事件发生时的环境细节，你或许会以为自己记得清清楚楚，然而事实上，填满你大脑的纯粹是一些错误的信息。

这些扭曲使我们得以有效地行动，在某些情况下，它们甚至有助于我们存活。然而，在许多其他的情境中，这些扭曲却会与我们作对，于是我们便会从经验中得出错误的结论。这将导致消极念头的产生，进而驱动某些让人十分不悦的情绪。认知疗法通常有助于改正这一切，它能够引导我们，让我们注意到自己理解环境的方式并对其进行调整，最终纠正我们的感觉。

当然，这些疗法在许多情况下都能带来益处，特别是在问题行为尚未发展到成瘾的程度时。可就算成瘾已经出现，此类疗法在某些时候也能发挥作用。然而，大多数遭受渴求、冲动行为乃至成瘾折磨的人却无法用这些方法来获得长期的解脱。这些疗法虽然有效，但我们无法仅靠它们来完成治疗，它们还需要有所补充。

大脑无法通过思考而最终战胜自己，这一点看上去是合乎逻辑的，可许多人仍旧不断试着这样做。这种现象让我想到大卫·马梅（David Mamet）2001年导演的电影作品《强取豪夺》（*Heist*）中的一段台词。吉恩·哈克曼（Gene Hackman）在片中扮演一个上了年纪的帮派头目乔·摩尔（Joe Moore）。当摩尔成功地完成了几次令人震惊的抢劫后，弗里西亚（D. A. Freccia）问他是如何策划一次极为棘手的抢劫时，他给出的回答愚蠢可笑，恰恰佐证了我们这里所讨论的问题——大脑可以通过思考彻底摆脱成瘾型渴求。

- 弗里西亚："你是一个很聪明的家伙。"
- 乔·摩尔："哈，没那么聪明。"
- 弗里西亚："如果你没那么聪明的话，你又怎么知道自己没那么聪明呢？"
- 乔·摩尔："我试着想象一个比我更聪明的家伙，然后我便努力思索'他会怎么做呢？'"①

---

① 其实，乔·摩尔想象中的这个"更聪明的家伙"就是他自己。摩尔努力想象这个"更聪明的家伙"会怎么做，但他所设想的只是他自己会采取的做法。正如该段开头所说的，大脑无法通过思考而最终战胜自己。——译者注。

渴求与认知偏差

当事实与我们的信念相悖时，我们中的大多数人都急于去改变事实。

——约翰·肯尼斯·加尔布雷斯（John Kenneth Galbraith）

对我们的大脑来说，无助感和失控感是很难接受的，所以大脑会想方设法来避免让你体验到这种感觉。感到自己失去控制且无法应付周围的局面，这是一种可怕的体验。为了避免这种极其让人不悦的感觉，大脑创造了一种控制的错觉，它告诉你："我能处理好它，这并不是问题。"同时，它还会让你错误地以为自己已经具有洞察力和理解力。所有这些强大的心理过程都旨在保护你的自我感，让你保持理智。这些过程（其中有些被叫作"认知偏差"）还能使我们的大脑更有效率。我们看到，通过对人类的决策过程和信念形成过程进行了几十年追踪的心理学研究和实验，这些偏差的存在已经得到了证实。

大脑的目的就是减少人们在进行积极思考和记忆时所需要付出的努力，尽管这会损害准确性，但如此一来，你便可以高效率地完成日常事务。这一点对于理解渴求来说很重要，因为你的大脑中关于渴求的许多信念都有可能是错的。可是，当大脑试图创造出一些能让你更有效率的捷径时，它就会形成这些信念。近来，日本和光市的一个神经科学研究小组——RIKEN 大脑研究所发现了相关的神经学证据。利用功能性磁共振成像技术，彰俊小川

（Akitoshi Ogawa）及其同事对那些通过推理来做出合理结论的人进行了大脑扫描。然后，当被试因受各种认知偏差的影响而做出不合理的结论时，他们再次扫描了被试的大脑。彰俊小川发现，无论被试是否受到认知偏差的影响，被激活的大脑区域都是相同的。大脑中同时还有其他的区域被激活，这或许说明，大脑为了完成任务而需要读取内存。彰俊小川在该研究以及往日研究的基础上指出：人类大脑旨在进行分类而非记忆，在涉及与逻辑相关的任务时更是如此。事实很可能就是这样，大脑总是设法让自己有效率地工作，而上述过程正好减少了认知工作中的内存负载。简而言之，捷径有时会导致错误的结论，可尽管如此，你的大脑还是偏爱它们，因为这样的捷径通常能让你有效地完成你需要做的事。然而，这个过程却会让正在经历渴求的人产生有关渴求和成瘾的虚假信念。

我治疗过的大部分成瘾者都曾相信，由于他们对自己的自毁行为已有某种深刻的见解或理解，因此他们知道下一次该如何应对渴求。我往往会劝告他们说，基于新"见解"而得出的渴求应对计划不太可能奏效，可我的劝告常常被他们置若罔闻。很多时候，他们的朋友和爱人也会告诉他们这是一些鲁莽的计划，但他们仍然固执己见。为什么？为什么他人能看见他们看不到的东西？为什么他们如此确信自己的方法会取得成功？为什么他们固执地认为自己的朋友、爱人甚至自己的医生"就是不理解他们"？

这就是认知偏差。如上文所述，大脑用这些偏差来创造一种控制的错觉，借此保护你的自我感并让你在思考时更有效率。然而，这种追求效率的自然倾向有时却会导致错误的推理，直接强化了大脑对认知偏差的利用。类似这样的偏差还有很多，下面，让我们一起来看看那些在渴求患者群中最为活跃的偏差。

证实偏差

证实偏差（Confirmation Bias）便是其中的一种。它让你一方面想当然地接受任何一种与你的信念相符的事实，另一方面则全盘否定那些有悖你的信念的事实。证实偏差有一个非常有趣的地方：你的基因决定了你是否容易受到它的影响。这是一种特别顽固的偏差，它让你自以为正在审视事实，可你最后得到的只是一些用来支撑你的立场的乏味信息。下面就是一个例子。我曾经劝告一位即将完成成瘾治疗的患者，对她来说，回家里生活将会是一个非常糟糕的主意，因为她的丈夫仍在酗酒和吸毒。果不其然，她喝酒的时候基本都在家里，而且还常常有丈夫相伴。在我看来，让她在清醒之家（sober house）待一段时间可能会有用，这样一来，她就可以先在安全的环境中学会并践行一种清醒的生活方式，然后再返回家中。然而，她自认为已经对成瘾有了很深的了解，并足以让她保持理智。她还举了许多其他的例子，她想说明：就算她的丈夫在身边，她也可以避免喝酒或吸毒。可事实上，据她的朋友和其他患者说，丈夫在场的时候她经常喝酒，这样的情况已经有成百上千次了，但她却固执地强调那些她成功避免了喝酒的情况，并将自己的饮酒行为看作有意识的、故意的选择。强迫性赌博者之所以会为了"收回他们为我保管的钱"（即扳回败局）而重返赌场，正是因为证实偏差在作怪。

后见之明偏差

我经常在渴求者那里看到另外一种偏差——后见之明偏差（Hindsight Bias）。总的来说，这种偏差会让你以为自己其实在很久之前就已经具有了某一想法，尽管这种想法是最近才出现的。对此，我们可以做出更准确的描述：如果你让某个已经知晓正确答案的人去回忆他先前给出的答案，那么他所记起的答案就会倾向于向正确答案偏移。要知道，偏差扮演着重要的角色，它们保护着你的自我感。对你来说，重要的是相信自己做出了正确的决定，相信自己控制着局势并且没有被欺骗。对你的大脑来说，维持这种信念远比看到真相重要。研究表明，更容易受到后见之明偏差影响的人常常更关心自己的形象和社会赞许度（Social desirability）①，他们需要可预测性，需要控制。后见之明偏差能够帮助他们维持上述信念。有时，我看到患者的自毁行为葬送了他们的婚姻，疏远了他们的孩子，让他们丢掉了工作并冲淡了他们的友谊。其中原因既可能是药物成瘾，也可能是赌博成瘾甚至进食障碍。当我遇到这类患者并问他们为什么会做出这些自毁行为时，他们往往回答说："医生，我知道我曾经在做什么。我只是在：

- 试着慢慢杀死自己；
- 缓解我的抑郁；
- 处理婚姻问题；
- 自我药疗（self-medicating）。"

回答还能继续下去，可无论如何，他们所给出的原因并不是他们在吸毒或做出有害行为时的想法。更确切地说，他们只是在事后才声称始终都知道

---

① 又称"社会赞许性"和"社会期望"。一个人或一种行为越是符合社会规范和期望，这个人或这种行为的社会赞许度也就越高。——译者注。

自己在做什么。研究表明，这种偏差是独立于动机的，仅凭动机并不能减少这种偏差对你的影响，因此，后见之明偏差构成了渴求应对中一个特别棘手的问题。换句话说，虽然你有康复的动机，但这并不能帮助你理清糊涂的思绪。

有时，对后见之明偏差的趋向会随时间而减弱，在关系到负面信息或是危险信息时尤其如此。这在渴求的发展过程中是很重要的，因为某一危险行为或危险事件离现在越久远，我们就越有可能对它做出合理的结论。（当然，谁也不能保证我们一定能对过去的行为有合理的认识；我们只是说，这种认识会随时间而变得更为可能。）这就是我们在一开始的时候需要借助他人来做出决策以减少或消除渴求的原因之一。德国健康心理学教授布丽塔·勒娜（Britta Renner）医生做了一项研究，证实了这种"后见之明偏差衰变"（highsight bias decay）的存在。在人们被检查前，勒娜会先询问他们对自身胆固醇水平的看法（预估），然后就他们的看法给出反馈并评估他们的回忆偏差（recall bias）。收到负面反馈①的被试组倾向于产生后见之明偏差，而收到正面反馈的被试组则没有这种倾向。几周过后，负面反馈被试组中的后见之明偏差竟得到了扭转，大多数被试都坚称他们被结果弄傻了眼。这表明，在受到坏消息的直接冲击时，人们更容易犯偏差（即后见之明偏差），这些偏差旨在控制恐惧。可是，到了事后，想对危险进行控制的内驱力就会压倒这种偏差并减弱它的影响。

---

① 指实际胆固醇水平过高。——译者注。

非对称认知

非对称认知①（Asymmetric Insight）是一种（或者更确切地说，也是一类）非常有趣的偏差，它与渴求者的关系同样十分密切。我们先来介绍一点背景知识：当人们对他人的行为进行观察时，往往将这个人的选择和行动归因于其性格，同时却又倾向于把自己的选择和行动归咎于环境或情境压力。研究表明，观察者往往比被观察者更容易犯错。即是说，对他人的性格做出评论常常会导致错误的结论。也有其他研究表明，人们通常认为他人对自己不够了解。可与此同时，大多数人却又相信他们能够看到同伴身上不为同伴所知的一些事情。我们倾向于认为，或许是因为各种偏差以及自我防卫的影响，他人并不能正确无误地认识自己，但是，作为局外人的我们却能够真正看清他们。可正如上面所说，我们很少能够接受如下观点：他人对我们的了解比我们对自己的了解更深刻。

人们倾向于相信，由于我们的内心思想和感觉十分复杂且不能被同伴所理解，因此要认识自己并没有那么容易。可与此同时，我们却倾向于认为他人容易被认识，因为他人的思想和感情能够从其行动中推断出来。简而言之，人们习惯性地认为自己能够从他人的言行中参透其本质。从根本上来说，这种偏差让我们相信自己能够清楚地了解他人，而他人却不能清楚地了解我们。

---

① 全称为"Illusion of asymmetric insight"（认知不对称错觉）。它指的是这样一种偏差：人们一方面认为他人不够理解自己，一方面却又相信自己对他人的认识超过了其对自己的认识。——译者注。

2001 年，在一篇题为《你并不了解我，可我却了解你：论认知不对称错觉》（*You Don't Know Me，But I Know You：The Illusion of Asymmetric Insight*）的开创性论文中，普林斯顿大学心理学家艾米丽·普罗宁（Emily Pronin）及其同事用六个实验证实了非对称认知的某些方面，从而有力地证明了它的存在。她的这个发现十分关键："人们不但认为他们对别人的了解胜过别人对他们的了解，而且还认为别人对他们的了解比不上他们的自我了解。"

普罗宁和她的同事们进行了一些非常有趣的实验，借此考察了如下这些问题：关于自己的密友，人们自以为知道些什么？在室友们看来，他们对自己和彼此的了解有多少？同他人的行为相比，人们认为自己的行为能显露多少有关自身本质的东西？在人们看来，一次简短的会面之后他们能对对方有多少了解？在进行某些心理测试的时候，人们是否认为自己比他人"更容易被认识"？

这些实验显然证明了认知不对称错觉的存在及其范围之广。普罗宁及其同事将这种偏差称作素朴实在论（naïve realism）的一种特殊情况。换句话说，我们认为我们对自己和他人的行为本质有着特别的洞见，而他人却不具有这种洞见。虽然这话听上去让人觉得荒谬，但普罗宁的一些非常有意思的实验却证实，我们的确经常受到这种素朴实在论的影响。

在我看来，这种偏差与渴求者不无关联：他们极为漠视别人的建议，因为"别人无法了解我，无法认识我"。结果，他们往往只相信自己，认为别人的建议并不重要，于是，导致了渴求（或是来自渴求）的那些非正常行为便会继续存在下去。接着，普罗宁还研究了各被试组成员对本组偏差及其他组偏差的看法。我们将在第七章中探讨，为什么加入团体能够增强信任并有利于渴求的治疗。然后，在第八章中，我们将讨论一种能够对付这种偏差的方法——约哈里之窗（Johari window）。

尽管有着不一致的证据，可一般来说，人们似乎真的倾向于把成功归因于自己，将失败归咎于他人。心理学家们把这种现象叫作自利性偏差（self-serving bias），它使得偏差问题更为复杂。这种偏差会给试图消除渴求的人带来严重的问题。然而，无论哪一种归因偏差（attribution biases），在这类偏差中，事物的成功被错误地归因都会干扰渴求的治疗，它们有时能让人们成功地控制自己的行为，而有时则不能。如果你不清楚为什么你所付出的努力取得了成功或是不慎失败，那么，任何一种解决问题的尝试都会以失败告终。但是，人们并非总是会受到自利性偏差的影响。南加州大学已故的托马斯·雪莱·杜瓦尔（Thomas Shelley Duval）和保罗·希尔维娅（Paul Silvia）曾指出，如何对成功和失败进行归因取决于一个人是否将注意力贯注于自身，是否意识到自我，是否相信自己能变得更好。在杜瓦尔和希尔维娅看来，如果一个人习惯于关注自我并相信自己能够取得进步，那么他就会对成功和失败作内在归因，这样一来，偏差就受到了限制。换句话说，这个人会以成功自居并在失败时承担起自己应负的责任。同样的一个人，如果他认为自己不再能取得进步，那么他就趋向于对失败作外在归因。也就是说，他会把自己的失败怪罪到他人头上。对于我们将在第十章中讨论的"希望"来说，这会产生举足轻重的影响。

盲点偏差

偏差的类型有好几百种，没有人能够避免受其影响。实际上，那些认为自己的偏差比别人少的人其实也受到了偏差的影响，我们常常称其为"盲点偏差"（Blind Spot Bias①它实际上是"非对称偏差"这种范围更广的偏差的一种）。乔伊斯·艾林格（Joyce Ehrlinger）医生做过一些非常有趣的研究。这些研究表明，比起具体而明确的情况，人们认为自己更容易在涉及抽象事物时受到偏差的影响。此外，人们倾向于认为，如果某个问题与他们有关，这会让他们更有可能得出准确的结论，但是在评估他人的结论时，他们却并不重视他人与问题之间的关联②。当涉及渴求时，这种盲点偏差尤其危险，因为渴求者可能会极力轻视偏差对他们的决策所产生的影响。在我看来，由于人们就是不相信他们的行动已经受到本章中这些认知偏差的影响，这种轻视会使"渴求－放纵循环"的持续时间越来越长，同时也越来越激烈。

渴求的顽固性

> 可得之物索然无味，不可得之物则会激起炽热的欲求。
>
> ——奥维德（Ovid）

我曾在工作中接触过很多病人，他们让我认识到了渴求到底有多顽固。他们常常提到这样一种感觉：某种东西把牙齿咬进了他们的体内且迟迟不愿

---

① 通常叫"Bias blind spot"（偏差盲点）。受盲点偏差影响的人可以看到偏差对他人的判断产生的影响，却看不到这种偏差对他自己的判断产生的影响。——译者注。

② 如此一来，这些人就会顺理成章地认为他人并不能得出准确的结论。——译者注。

松口。他们越是用力拔出牙齿，牙齿就咬得越深。许多病人将这种感觉看作对某种无法得到的东西的意愿。心理学家则用"抗拒"（reactance）[①] 来指当我们感觉自由受到限制时会做出的反应。

但是，我们并非总是想要自己无法获得的东西。20 世纪 70 年代晚期的研究证明，在海洛因成瘾者服用纳曲酮后（这种药物会阻断海洛因及其他阿片制剂的效果），他们的渴求竟然得到了缓解。也就是说，一旦成瘾者意识到自己无法体验到过瘾的感觉，他们就不再那么容易产生渴求，就算他们身处其他正在过瘾的海洛因成瘾者中间，结果也是如此。

那么，我们在什么时候更有可能想要那些无法获得的东西呢？保罗·谢努尔尼克（Paul Chenulnik）和穆雷·希特林（Murray Citrin）做过一项经典的抗拒实验。他们先让 180 名大学生看了四张海报，然后让他们根据自己的选择（从第一选择一直到第四选择）为海报评级。他们对大学生说，每个人都会得到自己选择的第一张海报。随后，谢努尔尼克和希特林用一种经过认证的量表来测量被试的"心理控制源"（Locus of control），由此确定被试的心理控制源是内在的（被试倾向于认为他们能够控制自己的生活）还是外在的（被试倾向于认为生活被一些超出自己控制的外在因素所左右）。

两天后，他们将大学生分成了三组。第一组被告知，由于运输问题（非个人原因），他们将无法得到第三张海报。第二组被告知，他们选中的第三张海报数量有限，由于个人的原因（对其学习成绩的评估），他们也不能选

---

① 该术语本是电力学中的"电抗"。在心理学中，它被用来指这样一种心理防御机制：当一个试图维护自己行动自由的人认为其自由已被剥夺或受到限制时，这种防御机制就会被激活。——译者注。

择第三张海报。最后一组是一个对照组，实验者只是让他们重新进行选择。

实验得出了非常有趣的结果。当由于个人原因而无法获得第三张海报时，具有内在心理控制源的大学生对这张海报表现出了更强烈的欲望；另一方面，当由于非个人原因而无法获得第三张海报时，具有外在心理控制源的大学生则会表现出更强烈的欲望。这意味着什么？这与渴求有着什么关系？

该实验表明，你并非总是想要自己无法得到的东西；你是否想得到某物，取决于你对"为什么我无法得到它"这个问题的看法。在你看来，如果控制着你的生活的那种主要力量正是让你无法得到某物的主要原因，那你就会更想要它。这一点在渴求的治疗中非常重要，它意味着，如果你能从不同的角度来看"为什么我会体验到渴求"这个问题，那你也许就能让牙齿咬得不那么深。我的一些病人成功地得到了治疗，他们中的一些人相信一种更大力量的存在，当他们体验到渴求时，他们并不责怪上帝。他们只把这看作自身所患疾病的一部分，他们认为，通过与他人交谈并有规律地参加康复项目，这种疾病可以得到缓解。通过分离心理控制源，这些病人减少了欲望并获得了成功。我们将在本书第七章和第十章中对这些概念进行更深入的探讨。

渴求的恶性循环

迄今为止，本章内容已经让我们看到思想的扭曲和偏差会给渴求的治疗带来问题，而由于我们对问题的了解不深，无法做出应对，这就导致了更多的渴求。然而，另一种力量也会驱动渴求，这就是渴求本身。为了方便理解，让我们先来看看下面这个案例。

这一天的工作特别辛苦，下了班的汤姆正在开车回家的路上。此时，他成功戒烟已有四天，可他又开始感觉非常想抽烟，但他成功地克制了这种渴求。他注意到油箱的油已不满四分之一，虽说这点油足够让他回到家，但他明早可能没有时间去加油，于是他决定在加油站停一停。他在付油钱的时候看到了香烟柜台，他决定只抽一支烟就好，可烟并不能一支一支地买，于是他买了一整包烟，打算在抽完一支后就把剩下的丢掉。烟买好了，他想："把这盒烟丢掉？那也太浪费钱了，我还是等明天把它拿给我那位抽烟的同事吧。"然而，到当晚上床睡觉的时候，他已经把一整包烟都抽完了。

现在，你或许已经看到了他的想法中存在的认知偏差，而且，这样的偏差不止一个。这里还有另一种因素在起作用：渴求本身导致了一种会引发更多渴求的行为（买了一包香烟并把它留了下来）。大多数尝试戒烟的吸烟者会告诉你，如果某个地方藏有香烟，那么，关于这些香烟的想法就会变得极为强烈。如果你任由渴求发展，这将导致一些会引发更多渴求的行为。（汤姆的案例同时也是"注意力偏差"①的一个典型例证：作为成瘾者的汤姆优先注意到了香烟柜台，他把自己的注意力从其他所有柜台上移开并集中在了香烟上。一些研究者指出，在与暗示相关的渴求和注意力偏差之间存在着某种关系。）

这类案例数不胜数。我通常会让患者们从手机中删去一些人的联系方式，

---

① Attentional bias。——译者注。

他们联系这些人的原因只是为了放纵自己以缓解渴求。现在，如果你回想一下存在手机里的号码，你会发现你根本不记得其中的大部分，你通常是依靠手机来找到号码并进行拨号的。可如果你身陷渴求，那么这些号码会以一种有趣的方式潜入你的记忆，如此一来，要"删除"它们就会变得难上加难。渴求引发了一种最终会导致更多渴求的行为（你不但会给同谋者打电话，而且会关注并记下相关的号码）。

从上面的案例来看，渴求引发的一些行为会驱动更多的渴求。深藏在这种表象背后的是一个循环：如果你屈从于渴求，那么由此产生的情绪后果将会驱动这一循环。1939 年出版的《匿名戒酒协会指南》（*Alcoholics Anonymous*）一书就曾对该现象进行过描述。

如果能喝上几杯酒（他们并未看到其他喝酒的人受到了什么惩罚），他们立刻就能再次感受到舒适和安慰，否则他们就会易怒、焦躁不安、牢骚满腹。当他们像许多人那样再次屈服于欲望时，渴求这一现象便会恶化，他们就会经历众所周知的狂欢纵情（spree）① 的各个阶段，随后，充满悔恨之意的他们会铁定心不再喝酒。这种事会反反复复地发生。除非他们能够经历一场彻底的心灵蜕变，否则，他们康复的希望将十分渺茫。

一旦你重拾成瘾行为，那么紧随而来的悔恨和羞愧可能会让你变得极为虚弱。如果不谈及羞愧，那么任何关于成瘾的讨论都是不完善的。作为一名精神病学家，我很遗憾地看到，很多患者的临终遗言竟是对放任某种渴求所表现出的悔恨。常识告诉我们，在人们做出自毁行为、特别是那些不被社会

---

① 指短时间内无节制地、疯狂地做某事。——译者注。

所接受或是对他人有害的行为时，羞愧感常常会随之出现。

关于与成瘾行为或自毁行为相关的羞愧，人们已经有过诸多论述，不幸的是，其中只有极少的一部分属于学术型或研究型的内容，不过，下面这点却十分明确：在那些遭受渴求的人中，羞愧是极为普遍的。在约翰·布拉德肖（Jonh Bradshaw）的《治愈羞愧，摆脱束缚》（*Healing the Shame That Binds You*）一书中，他对这种经历进行了描述。根据他的假设，"对进食失调的放任"本质上是对那些会导致羞愧的人际关系需求的一种替代。换句话说，在这些人那里，被爱、被抚育、被照料的欲望是不被接受的，它们不可避免地与羞愧联系在了一起。于是，食物成为了一种代替物。正如布拉德肖所写的：

食物永远不能填满渴望，并且，随着渴望发展成羞愧，人们会用更多的食物来麻痹这种羞愧。这种元羞愧（meta shame），对偷偷进食和大吃大喝的羞愧是一种情感的转移，它把对自我的羞愧转变成了对食物的羞愧。

尽管人们有时不加区分地使用"内疚"（guilt）和"羞愧"（shame）这两个词，但是从心理学角度或治疗角度来看，这两个词截然不同。虽然大多数人并未表达出这种差异，但他们似乎已经有所意识。在成瘾治疗界，我们将羞愧看作这样一种感觉：你觉得自己有一些非常严重的根本性缺陷，这让你变坏并且不配得到爱。"我是一个坏人"，这就是羞愧背后的核心想法。而另一方面，内疚则是你感觉自己做了错事。这里的核心想法是"我做了一些我本不该做的事"。内疚通常是一种健康的情绪，它让我们知道：我们需要处理好与某人的关系或是在未来改变自己的行为。然而，羞愧却不能给我们带来补偿，不能带来纠正性的行为并以此打消"自己是个坏人"的想法。用这种方式来看待羞愧和内疚的话，内疚并不会危及一个人最核心的自我认同感。可是，羞愧却会给对人们来说最为重要的价值感和重要性造成毁灭性的破坏，让人们无法有尊严地作为一个完整的个体而生活。

从文化角度来看，我们的羞愧感在过去几十年间已经发生了改变。由加州大学圣塔芭芭拉分校的托马斯·谢夫（Thomas Sheff）做出的一些突破性工作证实，西方社会倾向于压制羞愧。然而，在这同一项研究中，谢夫也发现西方社会中的羞愧阈值有所下降。这说明现在的我们更容易体验到羞愧，同时也更倾向于压制羞愧。随着我们的体验（what we experience）与我们的表达（what we can express）之间的鸿沟越来越大，我们也变得越来越不健康。①

有时，成瘾者非常排斥行为失控后所产生的情绪，以至于他们表现出了心理学家们口中的神经质防卫（比如情绪分离②），而不是明显的羞愧。这在男性身上似乎更为普遍。在这种情况下，羞愧者给人的感觉就像一堵"情绪之墙"。在观察者看来，他们似乎根本体验不到任何情绪，他们看上去镇定自若，对那些会让大多数人体验到（或表现出）强烈情绪的情境，他们似乎无动于衷且拥有免疫力。我们很容易就能看出，那些表现出自怜或自厌的人实际上是在克制羞愧。但是，要看到那些情绪上无动于衷的人藏在其超然和坚强外表之下的羞愧却要困难得多。然而，无论如何，若想获得任何形式的

---

① 现代人更容易体验到羞愧，然而却不能将这种羞愧表达出来。这些被（有意识地）压制或（无意识地）抑制的羞愧，自然会导致许多问题。——译者注。

② 情绪分离（emotional detachment）一般有两个含义：首先，它指的是无法与他人产生情感联系，这是一种通过预防焦虑触发型情境来对付焦虑的方法，这是本义上的情绪分离；其次，它也指人们有意识地抽离情感，出于某些原因而故意避免与他人产生情感联系，这并不是一种无能，所以更适合被称作情感抽离。——译者注。

解脱，应对羞愧是关键。

由于羞愧让人不适，许多人都设法避免它或声称它并不存在，就连心理治疗师也同样如此。我曾见过许多这样的情况：治疗师往往由于自己对羞愧这一话题感到不适，于是便以一种极为简单的方式来进行治疗。一旦发现患者表现出羞愧或是流露出任何相关迹象，治疗师便会避开话题，试图将话题引到另一方面或是信口开河地敷衍过去。例如，患者有可能会表达出一种让人羞愧的想法或信念（口头地或非口头地），每当这个时候，治疗师便会立马跳出来，设法说服患者这并不是事实——即是说，他其实是一个好人。在收到这样一种回应之后，患者的体验并未得到认可，真正的问题被回避了，羞愧仍在暗中滋生。最初的羞愧还在那里，现在又多了患者因最初的羞愧而产生的羞愧。

根据我对治疗师的指导经验，这种现象比大多数人认为的要更为普遍。一般来说，治疗师和患者之间达成了一种无意识的默契以避免触及羞愧问题，然而，这种做法严重限制了治疗的进展。让局面变得更糟糕的是，如果你向治疗师问及治疗的进展，他们通常会回答说一切顺利，但是，真正需要被解决的问题甚至根本未被触及。

以我的临床经验来看，对于许多遭受渴求、创伤、成瘾或各种自毁行为的人来说，羞愧严重地加重了他们的问题。因此，从临床学角度来看，羞愧似乎既是成瘾行为的一种促成因素，又是成瘾行为的一种结果。

正如我们将在下文中探讨的，唯有爱能驱散羞愧。

　　你已经在本章中看到，渴求及其后续行为并非只是令人不快的麻烦事。它们实际上会导致你的思想和行为的改变，从而使你更容易在未来产生渴求。许多案例证明，你的大脑会欺骗你接受关于你自己、关于渴求以及关于渴求对象的虚假信念。你已经看到了渴求是多么顽固，你也认识到了羞愧就是渴求的恶性循环中最有害的因素之一，那么，为了抵消驱动着渴求以及成瘾行为的那些强大力量，你可以采取哪些行动呢？这就是我们稍后将用第六章到第十章的篇幅来讨论的内容。但是，我们首先必须探讨一下各种成瘾行为之间的异同点，看一看思想和行动到底能怎样改变大脑。

CRAVING

第四章

成瘾就是成瘾：赌博、食物、性、酒精和药物成瘾之间的关联

你不能仅仅因为猴子跳下了你的背就认为马戏团已经离开了小镇。

——乔治·卡林（George Carlin）

"喜好是无法说清的"（there is no accounting for taste），这句人们常说的话并非完全正确。我们确实发现，某些强大的遗传因子会驱动许多成瘾型障碍（addictive disorders）的产生。提到这个，我们最容易想到的就是与酗酒相关的障碍。几十年来的研究显示，在所有会让人们酗酒的风险因素中，基因风险就占到了40%~60%。如果在某个家庭内出现了酗酒者，那么他的兄弟中会有一半的人酗酒，而且，他的姐妹中也会有四分之一的人酗酒。针对领养双胞胎（同卵双胞胎被不同的家庭领养）的研究表明，即使孩子在不喝酒的家庭中长大，他们仍然有较高的酗酒风险。

在某个家族内，在初代可卡因依赖者的兄弟姐妹中出现可卡因依赖者的几率要比一般人高出1.7倍。与此类似，大麻依赖者的兄弟姐妹患上大麻成瘾的几率也要高出常人1.8倍。对于习惯性吸烟者来说，这种相对风险大约也达到了1.8倍。这方面的数据不胜枚举，可说到底，基因风险确实与化学物成瘾的出现脱不了干系。这样看来，"喜好"至少还是能得到某种解释的。

交叉成瘾

在成瘾治疗师、酗酒者及成瘾者康复团体中，我们经常会提到交叉成瘾（Cross-Addiction，对多种物质或行为产生成瘾）这个概念。处于康复阶段的酗酒者和成瘾者们已发现，对止痛药或大麻之类的迷醉物的使用不仅会增加他们再次吸食以往药物的风险，而且会使他们产生某种依赖，这种依赖"就像酒精依赖一样极具破坏性"。然而，想要完全避开所有那些会对情绪产生影响的事物几乎是不可能的，正如在外科手术中及手术后，止痛药通常是必须的。

在学术界，交叉成瘾被看作成瘾型障碍的"共病"（comorbidity）①。许多研究曾对这些共病的各个方面进行过分析，探讨了包括"海洛因成瘾者是否经常滥用酒精"和"在酗酒者当中有多少可卡因滥用者"在内的一系列众多问题。大家一致认为，这些障碍通常相伴出现，而且，许多成瘾者往往会滥用不止一种物质。例如，我们很久前就已知道，饮酒会增加对香烟的渴求。

---

① 指两种疾病共同存在的状态。——译者注。

过程及行为成瘾中的相似性

　　研究还表明，在化学物成瘾和所谓的过程或行为成瘾（比如，强迫性进食、强迫性赌博、强迫性购物、偷窃癖以及性成瘾）之间存在着某种联系。学术界并未一致同意将这些障碍都看作成瘾。例如，在《精神障碍诊断与统计手册（第四版）》中，它们并未全部被归类为成瘾型障碍。事实上，我提到的一些过程成瘾现在要么被定义为强迫症（OCD），要么被定义为冲动控制障碍（impulse control disorder）①，并且，就许多过程成瘾来说，目前尚未存在任何被大众所接受的诊断标准。然而，从临床观点来看（当然也是根据我自身的经验），这些过程成瘾表现出了成瘾的大多数核心特征：渴求；耐受性；戒断期；用药量及用药时间超出预计；无法成功控制或限制行为；患者丝毫不顾那些使人虚弱的、有害的严重后果，继续沉湎于成瘾之中。此外，许多研究表明，在过程成瘾和化学物成瘾中有着类似的神经生物学变化，成像技术和基因研究也揭示了两者之间的一些相似点。

　　过程成瘾和化学物成瘾之间其实有着显著的重叠。大约6%的酒精使用障碍者和超过11%的阿片成瘾者都达到了强迫症的诊断标准，这个比例远比在一般人群中要高得多。冲动控制障碍在成瘾人群中同样更为常见，而且超

---

　　①　一种以冲动性为特点的心理障碍，它使患者无法抵抗那些可能会对自己或他人造成伤害的诱惑和冲动。——译者注。

过三分之一的强迫症患者也会患有冲动控制障碍。

从脑科学观点来看（在这方面人们无疑已经做了详尽的研究），冲动控制障碍和物质使用障碍之间存在某些相似点。例如，无论是设法抗拒强迫症中的刺激，还是试图抵抗冲动控制障碍中的冲动以及化学物成瘾中的渴求，都会激活前额叶皮质。此外，强迫症症状和冲动控制障碍的激活，以及化学物成瘾中的渴求的激活，都会增加纹状体（一个包含了伏隔核的深层大脑结构，而伏隔核对于成瘾来说十分重要）内的活动。通过用功能性磁共振成像技术（它能实时告诉我们大脑中的哪个部分更为活跃）对患者进行研究，我们发现这些大脑区域均与上述障碍有关。另外，某些脑化学方面的相似之处虽然尚未得到确认，但它们确实存在一些共同点。该观点也遭到了一定批评，批评者指出，许多这类发现同样可以在绝对的非成瘾环境中获得。如此看来，这种批评并不愿从根本上将这些强迫型和冲动型障碍看作成瘾型障碍。然而，尽管上述障碍的神经生物学过程并不一致（我们也不指望它们一致），但它们确实在生物学特别是临床学上有一些明显的相似之处。

让我们以偷窃癖为例。多年来，我已经注意到了在强迫性入店行窃、贪食症以及（有可能出现的）苯二氮卓类成瘾之间存在的某种关联（苯二氮卓类药物是一种抗焦虑药，比如地西泮、氯羟安定、阿普唑仑）。我曾治疗过许多同时患有这三种病的女性，但是就目前的情况来看，关于该三联症（triad）的文献并不是很多。我甚至向一些商店店主了解过情况，据说，非处方减肥药经常是偷窃的目标。当我对这些女性进行采访时，她们常常说不明白自己为何要偷窃，为何会喜欢苯二氮卓类药物，她们只是认为这些行为能够带来"缓解"。如果我们进行更深入的研究，可能会发现下列连锁反应：女患者感到了一种深深的羞愧，于是借助偷窃行为所带来的控制感来麻痹羞愧，随后又用暴饮暴食来压制行窃之后的内疚，继而又粗暴地用呕吐的方式来"消除"暴饮暴食所带来的羞愧，最后，她只能用苯二氮䓬类药物来缓解其苦恼。你可以任意排列上述这些反应，但最终结果只会是一个复杂的、往往无法解开的结。

上面的某些关联已经得到了研究的证实。例如，偷窃癖的直系家庭成员更容易患上酒精使用障碍和各种精神疾病。明尼苏达大学的乔恩·格兰特（Jon Grant）曾指出，成像数据为偷窃癖和成瘾之间的关联提供了依据。同时，他还指出了化学物成瘾与偷窃癖在大脑的多巴胺－血清素系统中所表现出的某些相似之处，并通过发表相关数据来支持人们在偷窃癖治疗中使用纳曲酮（酗酒治疗中的一种有效药物）。

在赌博成瘾者与化学物依赖者之间也有一些共同特点，其中包括某些临床特征以及相关的大脑变化。例如，赌博成瘾者脊髓液中的血清素代谢物水平较低（其他成瘾者也是如此）。我们在上文中已经讲到了多巴胺在大脑的奖励通路中的重要性，也讲到了它与化学物成瘾之间的关系。如果问题赌博者服用了苯丙胺（该药物会影响到奖励系统中的多巴胺），他们的赌博动机将会增强。成像研究表明，当赌博成瘾者面对赌博暗示时，该大脑区域的活动会有所减少。事实上，伴随赌博成瘾而出现的大脑变化与化学物成瘾中出现的大脑变化如此相似，以至于研究者们提议说赌博成瘾应该被归类为成瘾障碍而非冲动控制障碍，对此我表示赞同。与一般人相比，吸毒成瘾者的近亲（直接近亲）有更大的风险会遇上赌博问题。

就行为表现而言，乍看上去，赌博成瘾与化学物成瘾在很多方面几乎无法分辨。渴求、耐受性、戒断期、无法成功控制行为、经常承诺退出、主要生命功能严重受损，除了这些，我们在化学物成瘾中看到的其他许多典型特点也是赌博成瘾的标志特征。十二步康复法有助于赌博成瘾者的治疗和康复（就像它有助于治疗化学物依赖者一样），而且，用于治疗化学物成瘾的某些药物在赌博成瘾者身上也表现出了一些效果。在这些药物中，阿片阻断药纳曲酮尤为有效。

人们在暴食者的大脑中也有类似的发现。暴食是指进食大量食物并通常达到了让人饱得不舒服的地步，它同时会让暴食者体验到一种失控。根据我治疗过的许多暴食患者的描述，他们在暴食期间会产生一种出神入化般的兴奋感，仿佛摆脱了烦恼和忧虑，压力似乎得到了缓解。弗罗里达大学的王金捷（Gene-Jack Wang）博士发现，与肥胖型非暴食者相比，肥胖型暴食者会向大脑的奖励通路中释放更多的多巴胺，同时，患有肥胖症的人罹患注意力缺陷障碍（ADD）和阿尔茨海默病（AD）的几率也更高，这表明在某些大脑机制间可能存在重叠。

肥胖症患者的大脑皮层体积较小。当然，肥胖症也会导致其他一些医学疾病，其中可能混杂着诸多可变因素，但是，就算是在那些身体健康及医学检测无问题的肥胖者中，较高的体重指数（BMI）也意味着较低的认知功能。在王博士最近发表的一项研究中，他和同事们发现，体重指数较高的被试的前额叶皮质活动较少。与此同时，他还成功地将这些发现与执行功能和记忆能力的下降联系在了一起。提醒一下，前额叶皮质就是铁路工人菲尼亚斯·盖奇严重损伤的那部分大脑，这使他在做出计划和决策时困难重重。（见第二章中关于菲尼亚斯和前额叶皮质的讨论。）从中可以看到，肥胖型暴食者可能会遇到许多与化学物成瘾者一样的神经生物学问题，这进一步表明这些强迫性暴食者可能也患有某种成瘾疾病。

最后，我们有必要指出：文化因素会影响所有成瘾（特别是食物成瘾）的表现形式。例如，有证据表明，对米饭的渴求在亚洲女性中更为普遍。在涉及暴食以及对食物的渴求时，你的成长环境、从小到大吃的食物、身边的人吃的东西，所有这些似乎都会促使你产生某种特定的渴求。

强迫性或成瘾性运动也是一种带有成瘾特征的行为。我治疗过的很多强迫运动者要么同时患有贪食症或是其他进食障碍，要么深受一种极为扭曲的自我形象之苦。在我治疗过的专业运动员中，要区分健康行为和成瘾行为是非常困难的，特别是当该职业本身可能是由于一些极不健康的原因而被选择的时候（例如，进食障碍者可能会选择用赛跑来减肥，然后继续进食）。这类患者常常说自己体验到了一种耐受感，即是说，他们需要增加运动强度或运动时长来获得以往的少量运动就能够带来的效果。如果他们错过了某次运动，便会急躁易怒。他们之所以运动，除了改变心境或逃避现实外并没有别的目的。他们将运动看作生活中最重要的事，常常因为运动量和运动频率的问题与自己的爱人发生冲突。研究还表明，强迫运动者大多是一些独立的、取得过高成就的人，他们有着强大的"内在心理控制源"（对此前文已有讨论），强烈地感觉自己能够控制个人的生活体验。他们常常不满意自己的生活以及身体形象，倾向于自我孤立并且无法享受闲暇时光。一想到中止运动，哪怕只是短期中止，他们就惊慌不已。为了进行研究，一位研究者召集了200名强迫运动者，可是，当他们被告知因研究需要而必须中止运动三天时，178名被试选择了退出，最后只剩下22人完成了研究。

当我向人们描述这种病症时，有些人会说："真希望我也能对运动上瘾！"该反应是一种被称为关注效应（focusing effect）的认知偏差（我们在第三章中已对此有所了解）的一个例子。该偏差使人们过度关注情境的某一方面而忽视了其他方面，致使人们做出的决定无法达成其预定目标。我通常会用这类问题来反驳上面这些人："那么，你愿意破坏你的工作和婚姻，放弃与孩子相处的时光吗？你愿意拥有一种如此扭曲的生命意识，把运动看得比你所爱的任何人和任何事还重要吗？"人们的回答通常是："呃……不……我只想多运动一点，不再那么讨厌它。"

这也引出了一个问题：身处流行文化中的我们把对每一种事物的偏爱都叫作成瘾，这是不恰当的。例如，美国对石油"上瘾"，女性对润唇膏"上瘾"，我的表兄对某部 HBO 剧"上瘾"。用这种方式使用"成瘾"一词显然是有问题的，因为它减弱了该词的严重性，缓和了我们大脑中真正的成瘾；这种做法也增强了某些偏差和扭曲，使一些人说出了"真希望我也能对运动上瘾"这种话。

与运动相关的脑科学也涉及多巴胺，这同其他类型的成瘾以及奖励通路中的其他驱动因素非常相似：针对白鼠进行的研究表明，在运动时，伏隔核中的多巴胺水平会有所上升（你可以想象正在跑滑轮的啮齿动物）。许多运动依赖症患者同时也患有进食障碍，已经有证据指出这些病症有着共同的神经生物学基础和激素影响。

如果不探讨对激情的渴求，那么，任何关于渴求的讨论都将是不完整的。确实，诗人和作家们经常将爱比作成瘾。尽管"爱成瘾"或"激情成瘾"尚未被科学界承认为障碍（并且它们也没有十分确切的定义），但它们确实与化学物成瘾有着共同的特征。对爱成瘾的人其实是对恋爱关系或是恋爱的感觉上瘾。他们感觉自己极其需要恋爱关系，他们非常快速地坠入爱河，无法终止恋爱关系，几乎所有时间都沉浸在对对方或是对恋爱关系的幻想中。这类成瘾会像化学物成瘾一样产生身体上的症状。例如，当患者面对爱的对象时，他们常常体验到欣悦和迷醉般的感觉，而一旦爱的对象淡出视线，他们就会出现睡眠紊乱、躁动不安以及某些类似戒断期的症状。为了体验到宽慰，他们常常需要更大的强度（这就是耐受性），并且会付出巨大的、往往是自我毁灭性的代价来追求目标。成瘾中出现的一些神经生物学变化（见第二章）同样出现在性、爱与激情当中，其中就包括基于多巴胺的中脑边缘奖励系统（dopamine-based mesolimbic reward system）的激活。患者甚至能从悲痛中体验到一种会让人上瘾的"兴奋"，这让消除悲痛变得困难。你或许也认识这样的人，他们似乎迟迟放不下自己的悲痛，根本无法停止悲伤。这就像在药物成瘾的后期，虽说悲痛无法令人快乐，它却带来了某种宽慰的感觉。确实，强烈的、持久的悲痛能够刺激这一多巴胺通路，并且，据某些专家称，这些悲痛所具有的奖励性的一面实际上使我们难以安全度过悲痛的过程。

　　各种成瘾障碍之间具有的相似性正在被越来越多的有力证据所证实。这就解释了十二步康复法为何如此广泛地被用于应对那些尚未被医学鉴定为成瘾的行为（赌博者匿名协会①、性与爱成瘾者匿名协会②、暴食者匿名协会③等）。此外，各种化学物成瘾间的核心相似点也是麻醉品成瘾者匿名协会

---

① Gamblers Anonymous。——译者注。
② Sex and Love Addicts Anonymous。——译者注。
③ Overeaters Anonymous。——译者注。

（Narcotics Anonymous）所用方法中的一条关键原则。我们可以在《欢迎来到麻醉品成瘾者匿名协会》（*Welcome to Narcotics Anonymous*）这本小册子中读到：

你吸的是哪种毒品并不重要，如果你想要戒毒，那你就会受到这里的人的欢迎。大多数成瘾者的感觉都非常相似，只有关注彼此间的相似而非差异，我们才能互帮互助。

这表明，从戒毒会（NA）成员们（其中的很多人已经几十年未沾毒品）的集体经验来看，相似往往比差异更重要。当然，正是由于成员们经历的多样性①，新来的人才能与他人建立联系并且从他人口中听到自己的故事，这为他们创造了机会，使他们能够看到自己与其他成员之间的相似点。成员们把注意力放在对自己有效的方法上，不再一味地要求方法被应用前需经过严格的科学研究。在我与戒毒会成员们进行的无数次交谈中，我从未觉得他们在回避理智；相反，他们只是意识到自己没有闲情逸致去等待科学界来测试结论。他们靠自己的集体经验而进步。例如，还未等到美国食品与药品监督管理局将某药划为管制药品（可引起滥用的药品），这些成员们自己就会下决心避免这种药品，他们会在成瘾障碍被写进诊断表之前就采取康复行动。同样，早在医学界发现安眠药安必恩（Ambien）和镇痛药盐酸曲马多片剂（Ultram）会加重戒毒者的成瘾性和危险性之前，许多成员就已经明白了这

———————————

① 各个成员的经历虽然各不相同，但他们的主观感受却大同小异，这让戒毒者们通过表面的差异看到了彼此之间的相似。——译者注。

点。在戒毒会中你经常能够听到"凡毒品皆大同小异"① 这句话。尽管在这一点上存有争议，尽管并非十二步康复法的所有拥护者都认为处方药存在危险，可大多数成员都承认使用迷醉药物有着极大的风险。

此外，大多数在应对过程成瘾或成瘾方面较具优势的治疗中心都强调一种多管齐下的方法，其中囊括了用于治疗化学物成瘾的大多数手段（包括十二步康复法、认知－行为疗法，以及某些被用于化学物成瘾治疗但也对过程成瘾治疗有效的药物，等等）。虽然这些障碍尚未被正式归入成瘾，但它们显然与成瘾十分相似。另外，所有这些病症的患者都因强烈的渴求而痛苦，这也是我们将它们放在一起讨论的原因。虽然这些过程及行为障碍各不相同，但我相信它们之间有着足够多的核心相似点，这使得我们能够对其一并进行探讨，同时，我们也能够撇开诊断结果上的差异，对其使用已被验证的渴求疗法。

过程及行为成瘾中的差异性

然而，各种成瘾之间还存在一些有趣的、值得探究的差异。例如，成瘾者更容易产生抑郁，但是，阿片成瘾者的抑郁往往与非阿片成瘾者的抑郁大不相同，前者带有更多的自我批评、无意义感和羞愧。一种相关理论认为，

---

① "A drug is a drug is a drug"，字面意思为"毒品是毒品是毒品"。这句话实际上表达的是各种毒品之间的共性，即其具体形式虽然有别，但都是有害的东西。——译者注。

这些成瘾者起初之所以使用阿片，是为了摆脱一种残酷的、让人痛苦万分的意识。奇怪的是，这些人竟将成功与内疚和羞愧联系在一起，因此人们将成功看成该群体使用阿片的一个触发因素。在过去的七年中，我致力于评估和治疗健康护理人员中的成瘾者以及其他高成就者，在该群体中看到了一种由强迫性工作、阿片成瘾以及完美主义组成的三联症，这些症状恰恰与人们在使用"酗酒者"一词时通常会想到的东西截然相反。

人们也在各种类型的成瘾患者中发现了许多其他的差异，事实上，成瘾的类型是如此之多，以至于"凡成瘾皆大同小异"① 这种说法并不完全准确。各种迷醉物质滥用的广泛程度会随种族和人种的差异而变化。某些药物在年轻人中的滥用情况要比在老年人中更为普遍，比如，用于治疗注意力缺陷多动障碍（ADHD）的各种刺激剂。高危性行为则常常出现在成年的吸入剂滥用者以及滥用甲基苯丙胺的男同性恋群体中。成瘾的出现往往伴随着包括艾滋病毒感染、心血管疾病以及丙肝在内的各种医学病症，并且这些病症的患病率会随使用物质的不同而变化。基因差异会影响患上这些病症的可能性，神经化学差异会决定哪些神经递质将受到影响，而大脑的差异则决定了不同的成瘾物质和成瘾行为会波及哪些大脑区域。此外，还存在一些更为复杂的差异，它们涉及表观遗传学（它研究在 DNA 不变的情况下所产生的基因表达变化）这一新兴学科。许多这类现象的出现都是环境对"基因最终转变为蛋白质"这一过程产生影响的结果。典型发病年龄、某类成瘾者容易患上的其他精神疾病的数量及其类型、对身体健康和社会健康的影响、治疗响应率，所有这些都会因成瘾的不同而表现出差异。在这里我们只提到了各种成瘾之

---

① "Addiction is addiction is addiction"，可参见第 77 页脚注。——译者注。

间的一小部分差异，除此之外，它们之间还存在着无数其他差异。

就算是在某一特定类型的成瘾中，病症本身的多样化也会让人难以置信。例如，酗酒就是一种非常多样化的疾病，人们曾多次尝试将其分类。最流行的或许是一类和二类的划分，其中，一类酗酒者发病期较晚，两种类型不但会因性别、基因和环境的影响而不同，也会因其他精神疾病、障碍以及人格特质的不同而表现出差异。人们还提出了另外一些基于人格甚至是治疗响应率而做出的分类。人们正清楚地认识到，酗酒是一系列病症而不是一种障碍，这些病症的发展在不同程度上受到基因和环境的影响，并且会根据相伴出现的精神疾病、人格结构、发病年龄、性别相关因素乃至预后（prognosis）① 的不同而变化。就目前正在进行的许多研究来说，它们都致力于弄清酗酒的各种变化形式以及这一系列形式各异的障碍在临床上的特点。

此外还有一些医学诱发型渴求，它们似乎与成瘾不大相像，并且其机理也可能异于成瘾。某些精神病治疗药物（比如奥氮平和丙戊酸）可引发对糖类的强烈渴求。缺铁可导致对食土、吃冰、吃西红柿的渴求。某些脑瘤及脑病则会产生一些反常而古怪的渴求，不过，这些渴求似乎与成瘾没有多大关系。

目前，最为流行的治疗方案均采用同样的（或最多只是稍有区别）方法来应对各种类型的成瘾。遗憾的是，这些方法虽然对许多人卓有成效，但它却无法帮助所有的成瘾障碍患者。我曾参观过许多治疗中心，其人员口口声声承诺个性化治疗，并向顾客和家属们保证患者能够得到个性化的护理，但我发现事实并非如此。一些患者的成瘾极为复杂（要么是促蛋白合成类固醇

---

① 指对疾病的可能病程做出的预测。——译者注。

依赖，要么同时患有刺激剂成瘾和发作性睡病，要么是其他的多种复杂问题），我们不能指望他们会对一刀切的疗法产生反应。你可以用多种方式来衡量治疗是否取得了成功，但如果你在治疗结束一年后再看看患者的戒断情况，那你通常会发现：在那些已经完成治疗项目的患者中，三分之一到二分之一的人都已旧病复发。如果我们一方面继续强调各种成瘾治疗所共有的核心要素（这确实非常重要），一方面进一步提供个性化的护理以兼顾差异，那我们一定能够看到疗效的改善。

☆ ☆ ☆

本书讨论的是问题的要害，它涉及的是渴求，即所有成瘾过程及强迫性和自毁性行为所共同具有的东西。你在本章中已经了解到，虽然与渴求有关的各种病症大不相同，但它们有着非常明显的相似之处。正是这些相似之处能让你利用本书的知识来减少或消除自己的渴求，不过，其中的差异需要你根据自己的具体情况来对学到的知识进行调整。你将会在下文中看到该如何采取特定的行动来卸去渴求的重担。现在，让我们先来看看你的行动、思想和体验到底会如何改变渴求的根源——你的大脑。

CRAVING

WHY WE CAN'T SEEM
TO GET ENOUGH

第五章

可塑性：思想、行动和体验
对大脑的改变

尽管这看上去有悖逻辑，但大脑的发育却是通过自杀来实现的。出生伊始，你的大脑有着数十亿个神经细胞，可待你成年之时，大约只有一半活了下来。神经细胞的过度产生及其后来的削减，正是哺乳动物大脑发育的一个标志特征。大部分神经细胞如果不被使用，便注定要死亡，这种生物过程叫作"细胞凋亡"（apoptosis，源自希腊语中的"跌落"① 一词）。由于你的大脑将资源都用在了确实需要的地方，这就使得大脑工作得更有效率。人们普遍认为大脑不会改变，殊不知再没有比这更错误的认识了。事实上，你的大脑总是在改变。真正的问题是，你该怎样引导并利用这种改变？

　　认为大脑的发育完全取决于基因，这也是一种常见的误解。几十年来的研究证实，所有的环境影响（你与他人的关系、你吃的食物、你暴露于其中的环境、你的行为）都会左右你的大脑的发育结果。儿童发育专家及其他研究者花费了很多精力，想设法弄清怎样才能给孩子最好的机会，使他们变得聪明，过上幸福而充实的生活，但至今未有定论。

　　媒体上有许多针对大脑和健康的建议——比如，这个要多吃，那个不要吃；这个喝一点就好，那个一点也不能喝；应该做这种运动，不应做那种运动——让人头晕眼花，对此我们很容易感到迷惑。虽然这些公共健康建议对

———————————

　　① "A falling off"，也有减少、恶化之意。——译者注。

大多数人都非常有用，但可能并不适合你。

像行为科学研究中的大多数领域一样，尽管我们知道怎样做对我们有益，可我们在公共健康层面上的实际做法却与之存在差距。造成这种局面的原因有很多，既有政治压力，又有因大家对某些建议的看法不同而妨碍了循证方法在公共健康层面的应用。例如，美国农业部（USDA）因在2010年颁布的"膳食指南"中严重低估了肉类在健康饮食中的重要性，于是遭到了牛肉产业的强力施压并被要求对问题进行重审。

学校课间休息时间的逐渐减少（在某些情况下甚至是取消）也是政策与研究之间存在分歧的一个典型例子。大量证据表明，休息能给孩子的注意力、社交以及学习成绩带来好处。然而，来自对立方的许多压力（包括政治压力，在某些情况下甚至包括法律压力）却逐渐压榨了孩子们用于休息的时间，这真是一场悲剧。

为了尽量获得成功，你可能会使用公共健康建议之外的一些方法，这样做有很多原因。许多针对大众的政府建议及其他建议旨在获得可观的收益，因此，如果你的目标的重要性超过了在他人眼中你会为达成目标而付出的代价，那你可能会放弃媒体推荐的方法，改用其他的方法来改善健康。无论当前的政府建议或公共健康建议如何，你都能通过依循证据而非流行和时尚来让自己和家人的大脑达到最佳状态。在我们讨论那些具体的、有关如何改变大脑的建议之前，我们应该先回顾一下我们已知的事实以及我们想象中的事实。

如何将最有力的证据应用于日常实践之中呢？这里的问题在于很难在"因果"（causation）和"关联"（correlation）之间做出区分。换句话说，虽然许多研究都表明某种行为和某种结果之间存在关联，但要证实某一特定行为会导致某种结果则非常困难。我们来看一个十分简单的例子。请想一想当地购物中心停车场内的所有轿车。如果你测算一下轿车的清洁度（内部和外部），然后测算轿车的行驶性能，那你可能会在这两次测算结果里发现数据上的关联。如果当地的报纸要登载这项研究，那标题很可能是"越干净的车跑得越快"。你看，虽说这有可能是真的，但"清洁轿车会使它跑得更快"的可能性非常非常小。更为合理的解释也许是：较干净的车实际上更新，因此更有可能行驶得更好；或者说，清洗自己轿车的人更有可能对轿车进行适当的保养并有规律地更换机油；等等。因此，清洁度和发动机性能之间存在关联，但两者并无因果关系。

我总是在临床实践中遇到这个问题。患者们常常随身带来某些研究资料，资料上说这种或那种营养补剂不但有利于减肥和增强注意力，还能改善睡眠、增强健康——其健康益处可谓数不胜数。很多时候，这些研究并不满足随机化（某些偏见会决定谁能得到积极的治疗，谁只能得到无效对照剂）、受控（无法将治疗组与其他组进行对照）以及盲视（如果研究者清楚地知道每一组所接受的治疗，这也会影响到研究结果）的要求。有些研究的参加者甚至不到 10 个人，但他们会自我安慰地说"可这总比什么都没有要强"。

事实或许并非如此。2010 年，《内科学文献》（*Archives of Internal Medicine*）上发表的一篇研究诊察了每日服用维生素对大约 40 000 名平均年龄 62 岁的妇女所产生的健康影响。实验参与者填写了一些健康问卷，其中涉及她们在 1986 年、1997 年和 2004 年服用营养补剂的情况。从统计学上看，服用多维元素片、维生素 B6、铁元素或其他营养补剂的女性，其死亡风险显著增高！可以想象，维生素产业和营养补剂产业会对这些发现做出的激烈回应。当然，我并不建议人们在尚未与自己的医生沟通前就开始或停止服用营养补剂。然而，其他一些大型研究却并未表明营养补剂的常规服用能够带来任何益处。请记住，这些化合物在治疗某些医学疾病或是营养不良时可能非常有效，但我们却未能证实，常规或为预防而服用这些营养补剂的确能够带来好处。相反，至少有一些证据表明，这些营养补剂有时可能会相当有害。

这就是现代研究的性质。首先，某些小型研究会显示治疗有效，这也许是因为其他不具阳性结果的小型研究往往不被发表，而结果呈阳性的研究则有更多的发表机会（这就是发表偏倚①）。如此一来，研究人员就有了较稳定的经费来源以进行更大规模的试验，尽管这些试验不一定能得出阳性的结果。在许多情况下，结果不具阳性的一些大型研究也未被发表，于是，我们只能看到一些小型的阳性研究，并盲目地跟随治疗，"因为这总比什么都没有要强"（正如我们在前面维生素的例子中指出的，事实可能并非如此）。

这并不是说我们无法给出关于如何改变大脑的建议，但这确实说明我们需要对所给出的具体建议保持敏锐的辨别力。某些日常行为的益处已经得到已发表的研究成果的支撑，可如果我建议咨询者采取所有这些行为的话，那他每天所花费的时间就不只是 24 小时那么简单了。

---

① Study publication bias，这种发表偏倚也就是档案柜效应（file-drawer effect）。——译者注。

酒精改变大脑

当然，改善大脑的首要建议就是避免经常让大脑沐浴在乙醇中，因为这就是我们过度饮酒时发生的情况。这并不是说少量饮酒也会有损健康，可大量饮酒与认知功能之间无疑存在着重要的相互作用。如果你有酗酒问题，你当然应该彻底戒酒；但就算你没有酗酒问题，控制饮酒量也能够改善你的身体健康，包括你的大脑。

说到这里，我们先来谈谈酒精的益处。一些研究已经表明，适度饮酒有益健康。研究显示，每天喝"一标准杯"① 酒（男性可以喝两标准杯）能够降低死于心脏病的风险，减少患上中风、胆结石以及糖尿病的可能性。在潜藏着这类疾病风险的老年人中，饮酒的益处似乎最为明显，然而，据某些研究显示，对于较年轻的、健康的人来说，酒精带来的风险已经超过了它的益处。（顺便说一下，"一标准杯"相当于340克啤酒、142克葡萄酒或43克酒精度为40% Vol的蒸馏酒。这并不是说你拥有的最大的玻璃杯有多大，你就可以喝多少酒。）

以下是我在对目前的研究进行详尽回顾后得出的建议。

---

① 标准杯，饮酒度量，指任何饮料中所含有的大致相当量的乙醇（克）。按照北美洲的规定，一标准杯含12克乙醇。——译者注。

1. 如果你不喝酒，那就别为了健康的目的而开始饮酒。目前尚无足够有力的证据能够证明饮酒有益健康，饮酒所潜藏着的巨大风险并不值得你去冒险。

2. 如果你患有物质使用障碍或确实患有某种成瘾障碍，请不要接触包括酒精在内的任何迷醉物。关于这一点我们可以举出许多好的理由。

3. 如果你确实已经开始饮酒，但并没有物质使用障碍或是其他成瘾障碍，那请将每日的饮酒量限定在一标准杯及以下（对于女性来说），或是两标准杯及以下（对于男性来说）。

4. 如果你的饮酒量已经超过上述合适的标准量并且正在努力控制饮酒，请尝试使用本书所给出的方法，或者跟你的医生谈谈应该如何应对。

在我们探讨哪些行动和体验能够对你的大脑产生正面影响前，我们应该剖析一下"酒精会杀死脑细胞"这种普遍的说法。几乎每个人都听过这一说法，但真的是这样吗？

答案是真的。过度饮酒会损伤你的大脑。9%的酗酒者都患有某种在临床上可诊断的脑部功能失调症状。在入院接受戒酒治疗的患者中，二分之一到四分之三的人都患有认知功能损伤症状，并且，酒精也是继阿尔茨海默病后导致痴呆的第二个主要因素。尸体剖检研究表明，与非酗酒者相比，酗酒者的大脑体积明显较小、重量较轻，且有着更大的脑室和脑沟（腔和凹陷）。我们目前尚不完全清楚酒精是如何对神经细胞产生毒性作用的，但当前的证据指向了两种主要的机理。第一种机理是科学家口中的"氧化应激"（oxidative stress），在这一机理中，酒精会促成毒性自由基的形成，借此损伤神经细胞。第二种机理则与 N-甲基-D-天冬氨酸（NMDA）受体的过度敏感性有关。其是大脑主要的兴奋性受体，一旦受到过度刺激，它们就会产生毒性。这两种机理可能都与酒精对神经细胞的损伤有关。

在某些情况下，伴随慢性酒精中毒而出现的大脑体积与质量的减小是由细胞体积变小所引起的，但是，在很大程度上其实是细胞死亡的直接结果。即便如此，大脑受到的大部分损伤很多时候都能够在大约 6 个月的时间里被逆转。尽管科学尚未对这种逆转做出准确的解释，但这确实与剩余神经元的规模增长、支持细胞（或胶质细胞）的数量增长以及神经元之间连接点的增多有关。这些改变可能会降低被酒精破坏的那些细胞所带来的某些影响，不过，饮酒会杀死（并且也确实杀死了）脑细胞这一点毋庸置疑。

大麻的情况又如何呢？有关这种麻醉品的争论有很多，以至于人们不知道该相信什么。有人认为它是灵丹妙药，而有人认为它会摧毁社会。那么，大麻究竟会不会杀死脑细胞？

好吧，也许不会。20 世纪 80 年代的一些研究表明，当大麻的使用剂量达到精神活性剂量①（psychoactive dose）的数百倍时，大脑确实会遭受损伤。可尽管如此，由大麻诱发的神经毒性一般来说并不太可能出现。然而，请想一想我们在第二章中所学到的东西：就算你的细胞没有死亡，它们也能严重损害你的决策能力及各种功能。大麻依赖是一种真正的障碍，其特征是决策能力的受损以及心理健康和社会福祉的大幅度恶化。当然，许多吸食大麻的人并没有什么大的问题，就像酒精一样，人们仅仅因为一些人能够使用某种物质而免受其不良影响，于是便试图对严重的病症不予理会。然而，由于许多孩子的同伴或父母将吸食大麻的行为看作正常的并对此不屑一顾，这些孩

---

① 在摄入某种精神活性物质后，人的思维、情感等会受到影响。造成这种影响所需的剂量就叫该物质的精神活性剂量。——译者注。

子因此而遭受了很多痛苦。如果我们能建立合适的基础设施以及国家战略计划，并以此来对可能出现的成瘾障碍进行预防、治疗和应对的话，那么，大麻可能是许多糟糕的替代物中的最好的一种。如果做不到这些的话，那它可能会成为影响公众健康的一个更为严重的噩梦。因此，我们需要进行更多的研究，特别是在已将大麻合法化的社群中进行研究。

现在，我们可以清楚地看到，麻醉品会影响大脑。它们有时会杀死细胞，有时则会让受体活动、神经递质功能甚至支持细胞活动发生更为微妙的改变。我们在第二章中给出的其他证据也指向了神经细胞内、因基因和环境因素而出现的改变。但是，是否有某种东西能够改善你的大脑并最终防止你向渴求屈服呢？

这种东西确实存在。要理解这个，我们需要探讨一下"神经可塑性"（neuroplasticity）这个术语，即人的大脑是可塑的。这里的"可塑"是指大脑并不是静态的，它确实会受环境的影响而改变。你在一年前所拥有的大脑并不是你今天的大脑。事实上，你的大脑无时无刻不在改变。这样说是有道理的，因为你也处于持续不断的变化中。

许多作者都写过一些蹩脚的作品，为了证明各种伪科学论断，他们以为仅仅指出一些在成像或是其他研究中发现的大脑变化就足够了。这种伪科学方法在生活中很常见，以至于产生了一个专门描述该现象的词："神经本质主义"（neuroessentialism）。虽然这个词并没有一个准确的、被大众所认可的定义（有些人将神经本质主义看作一种"你就是你的大脑"的观点），但我想用这个词来指代的是一种不正当的、对"用大脑来解释行为"的过分强调，特别是一种对大脑成像研究不加仔细观察的趋势。一些人将这称为神经现实主义（neurorealism），而我确信这是一种真实且非常普遍的现象。要让科学界承认某种药物疗法的有效性，我们往往需要很多随机的、有安慰剂对照的、在许多研究中心和研究现场进行的并且通常有几百人参加的研究。我们要求研究结果具有统计显著性。但我曾见许多人将微型的或单人的成像研究看作无可辩驳的证据，他们认为这足以证明某种行为"是大脑所固有的"。在本书的写作过程中，我一直很小心地留意神经现实主义的谬论，争取将得出的所有结论都建立在证据的力度之上，而非仅仅因为这些证据为我们展示了大脑的图景就全用它们。

思考改变大脑

尽管存在很多担忧和偏差，仍然有确凿的证据表明思考可以改变大脑。要想找到一个很好的例子，让我们先回到神经科学家阿尔瓦罗·巴斯库尔－里昂的工作上来。正如我们在第二章中所探讨的，你的大脑会根据不同的用脑方式对其管辖区做出不同的划分。例如，相比一般人，一位品酒师可能会将更多的感觉皮层用于味觉。利用第二章中提到的（快速经颅磁刺激法）技术，巴斯库尔－里昂试着去发现：在那些正在练习五指弹琴的人中，其大脑中的多大的一部分被用于手指的运动？他得出的结果完全在意料之中：经过几天的练习，负责手指运动的那部分大脑变大了。请注意，这只用了短短几天而并非数周或数月。手指控制功能在一开始只占据了一小部分大脑，但它后来却扩张到了一个更大的区域。然而，最让人吃惊的事并不是这个。

随后，巴斯库尔－里昂让另一组人在脑海中进行即兴重复演奏，即让手和手指保持完全静止，仅仅在想象中进行即兴演奏。令人惊奇的是，快速经颅磁刺激结果显示，这组人的大脑中负责手指运动的那部分区域也出现了大幅度的增长和扩大。可见，光是一种想象行为（也是思考行为）就能改变大脑的物理特性。研究同样表明，当心理疗法起作用并改善某种精神疾病时，或当冥想对这些病症的治疗产生效果时，人脑的成像类型在这两种情况下是类似的。最近，一项将25位创伤后应激障碍患者与22位对照者进行比较的研究（这是该类实验中较大的一个）发现，在创伤后应激障碍症状发生恶化的患者中，其脑干、前额叶和颞叶均出现了明显的萎缩（缩小）。其他一些研究（有关"心理创伤的神经生物学效应"或是其他体验）已经证实：体验或纯粹的思考行为确实能够改变大脑。

那又如何呢？无论别人怎么说，科学尚不能用功能成像对"病人对行为介入的反应"做出系统的、利于临床治疗的预测。我了解到，许多成瘾治疗中心正在订购正电子发射断层扫描仪（PET）、单光子发射计算机断层扫描仪（SPECT）和功能性磁共振成像技术来为患者进行治疗，不久之后的某一天，这些技术可能也会在成瘾的临床治疗中发挥作用。但毋庸置疑的是，目前（在本书出版时）并没有足够的证据表明我们有必要在成瘾和渴求的治疗中对这类成像技术进行常规运用。然而，通过了解行为对大脑的影响过程，这确实让大脑更为"真实"了，同时加强了"这类想象是由生物学因素驱动的"这种论断的真实性。只是我们必须小心，切勿对我们在这类研究中所看到的东西做出不合理的结论，切勿假设成像技术本身在渴求或成瘾患者的治疗中有着临床学上的价值。

另外，我们必须小心，避免忽视大脑－行为研究中发现的价值。当我们对"行为的改变"以及"行动和体验对大脑的影响"两者之间的关联有更多的认识后，我们就能够向人们建议一些行动和经验，它们或许能促进某些问题行为（包括渴求）的缓和。这并不像听起来那么牵强，我们之所以能够成功介入神经疾病和精神疾病，在很多情况下都是根据它们对大脑功能的预期影响而实现的。

要想摆脱渴求的束缚，关键的研究发现就是：无论是思考、行动还是体验都能够改变大脑。虽然你的真正目标并不是改变大脑而是要改变生活，但如果你对"简单的行动如何改变大脑"能够有更深刻的理解，你或许能够更好地设计自己的康复计划。

因此，我们的结论是：思考毫无疑问地改变了大脑。我们可以找到很多"大脑物质被思考行为所改变"的例子，比如，由某些心理疗法引起的大脑改变或是冥想在僧侣身上产生的效果（他们的大脑在冥想期间产生了伽马波）。例如，在一项绝妙的"心－物作用"（mind over matter）确认实验中，埃默里大学的研究者海伦·梅贝格（Helen Mayberg）证实，在人们用抗抑郁药改善抑郁后所出现的大脑变化也会在有效的谈话治疗后出现。此外，威斯康星大学的一项针对僧侣的研究表明：冥想使这些僧侣的脑波活动出现了持久而有益的改变。

综上所述，某些谈话疗法能够治疗大脑，冥想也能让大脑产生暂时的或是持久的改变。在下一章中，我会就如何应对渴求给出一些具体的建议，你将看到这些建议是为那些因渴求而苦恼的人准备的。那么，积极的思想和情绪又如何呢？虽然我们已对"积极情绪对内分泌系统的影响"稍微有所了解，而且有一些关于"积极思想的作用"的大脑成像研究和脑波研究作为支撑，可不幸的是，这些研究尚处于起步阶段（科学家们更关注问题而不是成功）。例如，我们从脑电波（EEG）研究和功能性脑成像研究中了解到，积极情绪更多地涉及前额叶皮质左部的大脑活动，而消极情绪则倾向于激活前额叶皮质右部。实际上，一项十分有趣的研究已经表明，积极情绪和消极情绪会对决策产生不同的影响，我们可以在观看功能性脑成像图时发现这种差异（研究者们把这叫作框架效应①）。

然而，就算不理解积极情感和积极思考的脑科学，我们仍然可以找到很多好的理由去注重积极的东西。整个积极心理学都是围绕"关注积极的东西能够为人们的生活带来很大改观"这一观点而建立的。快乐的人比不快乐的人表现得更好，他们能创造更多成果，一些研究甚至表明他们能够活得更久。对心境（mood）的研究表明，积极的情绪能够改善你的思考能力、记忆能力以及与他人建立社交关系的能力，这些能力对于摆脱渴求来说相当重要。例如，光是认真负责的态度就能提高你摆脱消极情感并恢复积极情绪的能力。研究还显示，积极的情绪会增强复原力（resiliency），使人们产生积极的想法，改善记忆和思考能力以及各种社会关系。此外，积极的思考也能改善情绪、记忆、社会关系以及认知功能。你大概已经听说过那些处在一种向下的螺旋运动中并且抑郁消沉的人。可是，我在此描述的却是一种向上的螺旋运动，对你来说，唯一合理的做法就是尽可能地将你的思想和情绪聚焦在积极的事物上。

_____

① framing effect，心理学中的一种认知偏差，指人们会因为提问方式的不同而做出不同的决定。——译者注。

行动改变大脑

　　行动同样能为大脑带来非常明显的改变。例如，请想一想身体健康在改善老年人思考能力和记忆能力方面的重要性。许多研究（不管是以动物还是人为对象）都曾对身体健康和思维明晰之间的关系进行过考察。最近，一项针对18例涉及该主题的研究而进行的元分析表明，身体健康可以提高认知能力，并且，这在提高执行能力方面最为明显（正如我们在第三章中做出的解释，大脑的这项功能对于成瘾及其康复来说十分关键）。我们还能为"行动改变大脑"找出许多其他的例子。大脑中的各个部分都负责着某些活动，它们会根据你对它们的使用频率而发生变化。例如，小提琴手的大脑活动更多地被用于触弦的那只手而非另一只手，并且，与非小提琴手相比，小提琴手有更多的脑物质被用于触弦的那只手。因此，这只手的复杂运动实际上引起了大脑结构的变化。值得注意的是，这种现象甚至也出现在年龄较大的小提琴初学者身上，这就证实，虽然改变在你年轻的时候更为容易，但你永远都可以通过简单的行动来改变并改善你的大脑。

体验改变大脑

我们在第二章中看到，刺穿菲尼亚斯·盖奇大脑的那根铁棒使他的判断和决策能力发生了巨大的改变。中风及某些疾病也能产生这种影响。不难看到，对大脑造成的各种物理损伤会给思想、情绪和行为带来改变。但是，体验本身是否能改变大脑物质并影响决策能力呢？当然可以。这方面最明显的例子就是创伤后应激障碍这种大脑疾病。患有这种病症的参战老兵应该被看作受伤的士兵。他们前额叶皮质内的血流量明显减少，其海马体与非创伤后应激障碍者相比出现了结构上的改变，并且他们的杏仁核（请回忆一下，杏仁核负责将思想与情绪——特别是恐惧——联系在一起）还表现得过度活跃。很显然，他们的体验改变了其大脑，而且这并不仅仅是暂时的改变。事实上，创伤后应激障碍者与经历过颅脑损伤（TBI）的人有着一些引人注目的相似之处，即是说，他们的大脑都受到了物理性损伤。

更重要的是，我们目前还了解到，创伤后应激障碍的治愈会给大脑带来不同寻常的改变。例如，一项近期研究表明，在因参战而患上创伤后应激障碍的老兵接受一种叫作暴露疗法（老兵被逐步地、以受控而安全的方式暴露在与创伤相关的一些图像和想法面前）的治疗后，他们的杏仁核活动得到了控制。

与此类似，大量证据表明，儿童时期的体验也会影响到大脑的发展，无论是从消极的层面（贫困、躯体虐待、情感或心理虐待、性虐待、忽视等）还是从积极的层面（爱、怜悯、投入及互动等）来看均是如此。例如，在前语言期（preverbal）[1] 的儿童当中，比起首要语言来源为电视的孩子，其母亲与之说话的孩子能够更早地获得语言能力。童年早期的介入[2]能够改善智力和功能，甚至在这种介入已经结束几十年后也是如此。

我们有充分的理由相信渴求的情况也与此类似。本书的主要目的之一就在于帮助你改变思想、行动和体验，从而促使你摆脱渴求以及与之相关的自毁行为。你所采取的行动会帮助你减少渴求、改善行为并提高复原力，这样一来，你将不再那么容易受到压力及其他会导致或激化渴求的因素的影响。在下一章中，我们列出了你可以采取的具体行动，它们既能减少渴求，也能在你真正遭受渴求折磨的时候降低你放任自我的可能性。

---

① 指儿童尚未习得语言能力的时期。——译者注。
② 介入（interventions），在此指的是对儿童各方面能力发展的引导和帮助。——译者注。

CRAVING

WHY WE CAN'T SEEM

TO GET ENOUGH

第六章

精神性与康复：十二步康复法及
其他精神疗法是怎样减少渴求的

我曾治疗过几百名患者。对那些已处于人生第二阶段（即35岁以上）的人来说，问题的症结毫无例外地都在于他们无法对生活采取一种宗教的态度。

——卡尔·荣格（Carl Jung）

在宗教、精神性（spirituality）①和成瘾三者之间有着一种深刻的联系。许多大型宗教都禁止或不鼓励迷醉物的使用。精神对抗酒精（Spiritus contra Spiritum），这是荣格在致匿名戒酒协会创始人之一比尔·威尔森（Bill Wilson）的信中所引用的一个古老的说法，该说法将精神与酒精相连，正好反映了上面提到的这层联系。荣格向威尔森指出，拉丁语中的同一个词，"既可以指最高的宗教体验，也可以指最败坏人心的毒药"。②

而另一方面，为了获得更深层的精神联系，许多世界宗教、神秘仪式或

---

① 此词包涵的意义很多：首先，从最抽象的含义来说，它可指"精神性"，这是一种关心自身精神修养的倾向，一种关注心灵、不易被外物所扰的特质，在某种程度上与"物质性"相对；其次，此词也可以指精神生活的内容；最后，从最传统的用法来看，它指的是依循宗教理念而做出的个人转变，是不断趋近于某种宗教理想形象的过程，因此被称作修行。但是，此词的用法正在逐渐与其原始的宗教蕴意分离，它现在更多强调的是个体的主观经验和心理成长。在本书中，译者统一将spirituality译作"精神性"；形容词spiritual则根据语境不同而译作"精神的"或"修行的"，例如，spiritual practices被译作"修行实践"。——译者注。

② 拉丁词spiritus与spiritum有着相同的词根。——译者注。

修行实践都会使用迷醉物或是利用迷醉行为。酒在基督教中的重要性、烟草在美洲土著仪式中的地位或是大麻在印度圣人所行仪式中的关键性，这些就是最好的例证。我曾见过一些可以被称作"宗教成瘾"的案例：极度苦恼的患者似乎需要不断深入的宗教参与，他们几乎为此放弃了其他一切重要的事情，患者试图减少这种参与，可所有的尝试都以失败告终。这些案例虽然极为罕见，却给受害者及其家庭带来了毁灭性的影响。

此外，许多对付和治疗成瘾的方法都强调对精神的持续关注，有时甚至强调对宗教的虔诚。这正是当今一些使用十二步康复法的非宗教团体（例如，匿名戒酒协会和麻醉品成瘾者匿名协会）的现状。在成瘾治疗中，也有一些组织使用的是纯宗教的方法或是十二步康复法与宗教相结合的方法，于20世纪90年代初期发展起来的、以基督教为基础的庆典康复法（Celebrate Recovery）正是这类现代混合疗法的一种。总的来说，这一切都证实在宗教、精神性和成瘾行为之间存在着一种由来已久的深刻联系。

荣格是20世纪初期的一位精神病学家，他像许多独特的思想者一样对一些显然不受其时代重视的观念进行了探究。其中，他对精神性与人类心灵之间的关系的探究显得特别重要（当然，我在这里进行了简化）。荣格的思想与牛津团契（Oxford Group）① 所使用的方法后来被证明曾促进了匿名戒酒运动的产生。在荣格看来，生命中最重要且最根本的问题不可能得到解决，它们只能随主体的成长而不再引起注意。他指出，为了实现这种成长，人们需要一个新的意识层面，随着某种新的、涉及面更广的兴趣的出现，主体将朝着这个新的超越方向进行探索，旧的问题便会逐渐暗淡并随主体的成长而不再引起注意。

---

① 由美国基督教传道士弗兰克·布克曼（Frank Buchman）创建的基督教组织。——译者注。

从很多方面来看，这其实就是十二步团体的成员用来"解决"其各类问题的方法。酗酒者的问题表面上看来是因为无法控制饮酒行为而出现的，但他们用来解决问题的方法似乎同饮酒没有任何关系。利他主义、乐于助人、更广大的精神目标，这才是他们关注的焦点。最后，以一种看似毫不相关的方式，他们竟渐渐失去了饮酒的欲望，这同荣格所描述的如出一辙。纽约大学的精神病学教授马克·盖兰特（Marc Galanter）是一位著名的成瘾治疗专家，他将这种过程称为"解脱效应"（relief effect）。他观察到，通过获得（经由集体参与）精神上的意义并将其加于自身体验上，人们可以从心理痛苦中得到解脱，而这种赋予并获得意义的做法也在此过程中受到了强化。

这一切到底能怎样帮助酗酒者和其他成瘾者，又能怎样帮助你呢？

精神性、宗教和成瘾

理解精神性和宗教之间的差异可能会对回答这个问题有所帮助。值得注意的是，人们在"精神性"这个概念的定义上并未达成一致。新墨西哥大学阿尔伯克基分校的威廉姆·米勒（William Miller）博士曾对宗教、精神性和成瘾三者的关系进行过全面论述。在我看来，他是这方面的世界权威。他注意到，在最近的几十年里，"宗教"和"精神性"这两个概念距离彼此越来越远，人们似乎趋向于将自己称作"精神的而非宗教的"，这种趋势在美国尤为明显。有趣的是，这也是匿名戒酒法的一条中心原则。米勒指出，在现代心理学中，精神性似乎是一种类似于人格的个体特征，而宗教则应当被看作一种社会现象，它由团体成员、信仰和实践所定义。

许多研究显示，遭受成瘾折磨的人只具有很低层面的精神性和宗教虔信，他们的生活常常缺少目的或意义。当然，该研究结果并不具有普遍性。例如，有人试图用宗教性来预测对成瘾治疗的反应，但并未取得很大的成功。此外，就算是与他人具有深刻精神联系的神父、牧师或教士，也会时常受到渴求和（或）成瘾的折磨。然而，在需要成瘾治疗的人中，低层面的精神性确实更为普遍。

看起来，这两个结论最显而易见：第一，宗教群体有较低的成瘾率；第二，需要治疗的成瘾群体的宗教虔信和精神性层面较低。我们能从这些结论中推断出什么呢？首先，宗教有一种保护作用（但并非是绝对的保护）；其次，低层次的精神性是促进成瘾发展的危险因素。我在杜克大学的几位导师——基斯·米多（Keith Meador）教授、哈罗德·柯尼格（Harold Koenig）教授和丹·布雷热（Dan Blazer）教授在1994年发表了一项研究成果，该研究以近3 000人为对象，涉及对宗教活动与物质使用之间关联的研究。他们的发现如下：每周至少去一次教堂的人，其出现酒精滥用或酒精依赖的可能性要比其他人低三分之一。进行祷告和宗教研习的人，其在六个月内出现酒精使用障碍的风险要比其他人低40%之多。哈佛大学曾针对一个为期90天的成瘾住院治疗项目——该项目的重点是在印度阿姆利则市修行昆达利尼瑜伽（Kundalini yoga）——做过一项研究，研究在患者的康复指标中发现了许多实质性的改善。

另一方面，宗教对物质滥用的影响并非总是正面的。收听或者观看宗教节目被证实与频繁酗酒有关，而且，一项与代人祈祷（为他人的利益而向上帝祈祷）有关的研究表明，如果酗酒者意识到有人正在为他们祈祷，那他们会在六个月的观察期内喝更多的酒（表现更坏），甚至在对基线严重程度进行控制后也是如此。

从自身经验来看，康复者们（即实现戒断且健康得到整体改善的人）坚决认为精神性是实现康复的必不可少的要素。尽管如此，我们尚未以严谨的科学方法证明，精神性确实是促使十二步康复法使用者及其他群体获得康复的机制。虽说这一观点已经在一些小型研究（其中不乏非常出色的研究）中被证实，但我们仍然需要做更多的工作。从研究角度看，我们仍然不清楚皈依宗教或宗教活动的增加是否能减少物质滥用的危险，我们也不清楚它们是否能增加康复的几率，但确定无疑的是，这正是许多选择用这种方式来获得康复的患者的普遍经验。根据我对渴求者的治疗经验，采用精神疗法的人比其他人更容易从渴求中得到一种令人满足的、让人喜悦的解脱。当然，例外总是存在的。

许多研究已经表明，出席并参加匿名戒酒协会确实有助于节制饮酒。但是，参加戒酒协会是否真的有效？埃姆里克（Emrick）及其同事对这方面的诸多研究做了一次元分析。他们发现，戒酒协会的出席者更容易对酗酒治疗产生回应。另一个由汉弗兰斯（Humphreys）及其同事进行的研究也发现，在未经治疗的酗酒者中，根据他们在头三年里参与戒酒协会的频繁程度，能够预测出他们在第八年的节制程度。这些研究及其他更多的研究均证实，参与十二步团体确实能够极大地促进康复。

许多人通过精神手段从其渴求与强迫中获得了自由。我们不应草率地忽视这些经验的重要性，因为许多团体的成员确实从渴求和成瘾中得到了解脱。我认为，假以时日，科学必会全面地评价这些人的经验。可在此之前，为何不尝试一下对这些群体极为有效的其他方法呢？

对很多人来说，参与某种宗教的甚至精神的东西是非常乏味的。根据我的经验，成瘾本身就能使人产生这一想法。不过，虽然许多人一开始这么认为，但他们中的一部分人却在后来转向了精神疗法。当他们意识到精神性从根本上来说是个人的，而且是由"忠于自己"这一核心概念驱动的时候，这种转向尤为明显。然而，对于那些不愿接受传统疗法的人，还有着其他一些可能有效的方法，包括SMART①法（强调自立性以及由自我引导的改变）和节制女性法②（WFS，强调成长、积极性、爱、热情和责任）。此外，非宗教节制组织（SOS）③将康复看作一个与宗教或精神性无关的问题，并且极力削弱对一种更高力量的依赖的重要性。遗憾的是，这些方法的拥护者忙于争论哪一种方法更为有效，并试图贬低十二步康复法的益处，因而浪费了太多精力。这些备选疗法还存在另一个弊端：它们的定义似乎建立在与十二步康复法的对立或区别之上，而非建立在自己的优势之上；在这些本可大有作为的疗法的发展过程中，它们并未超越自己的对立面。根据我的经验，要想获得康复，最重要的就是投身行动并有所保留，因此，最为重要的是找到一个平衡点，积极参与和行动。

---

① SMART，全称为 Stress Management and Relaxation Training（压力应对及放松训练）。——译者注。

② 节制女性团体（Women for Sobriety，WFS）是一个非宗教、非营利的成瘾康复组织，专门针对具有成瘾问题的女性，它由社会学家简·柯派崔克（Jean Kirkpatrick）于 1976 年创立。——译者注。

③ 非宗教节制组织（Secular Organizations for Sobriety，SOS）是一个由许多独立的成瘾康复团体组成的非营利网络。该组织特别强调节制的重要性，鼓励成员互帮互助以实现节制。——译者注。

我们可以在这些方法中找到很多有助于我们应对渴求和成瘾行为的要素。现在，我将仔细对它们进行介绍，你可以看看是否有适合你的方法。

应对渴求的策略

创造一种归属感

无论是暴食者匿名协会（OA）、慧俪轻体机构（Weight Watchers），还是社团教堂、寺庙或犹太人集会，当你感到自己属于某个地方，当你感到有这样一个愿意接纳你的处所时，将极大地激发你做出积极的、治愈性的行为。确实，在线社区或虚拟社区也能对你有所帮助，但是，根据我的经验，虚拟始终无法取代现实①。所以，请走出家门，赶往某个社团集会，然后积极参与。请回想一下，在上面提到的宗教研究中，正是投入和参与改善了患者的状态。对十二步康复法进行的类似研究证明，光是出席会面就能够带来好处，但积极的参与远远比会面更为有效。一些研究确实表明，能否获得康复更多地取决于参与的积极程度而非所参与的团体。

---

① 原文为"there is no substitute for shoe leather"。作者在此使用了一个比喻：网络对于推销员来说是极具吸引力的低成本推销媒介，但在推销员推销商品和服务之前，他必须对人们的需求有所了解，因此他只能挨家挨户地获取第一手信息。——译者注。

找到具有类似问题的人

如果他们已经解决了问题，这自然会对你有所帮助。可无论你相信与否，这也许并不十分重要。我们在十二步康复法的演变过程中曾有下列重大发现：当那些接受比尔·威尔森（该疗法的创始人之一）帮助的人重拾恶习的时候，威尔森自己却能保持节制。当然，如果这些人无法找到缓解渴求的方法，来自他人的帮助就显得至关重要。威尔森发现，当他设法帮助他人时，他对酒精的渴求得到了缓解，并且，这种经历的价值并不受结果的影响。确实，如果你正受可卡因成瘾的折磨，那么对你来说，与活跃的可卡因吸食者一起在外逗留显然不是什么好主意，相反，如果你同一些已经完全摆脱可卡因成瘾的人在一起，你将受益匪浅。团体的力量对于成功应对渴求来说极其重要，因此，我将整个第七章都用于讨论团体在促进渴求缓解和康复、使人们摆脱渴求并重获自由方面的重要性。

为你的行为列个清单

我在工作中曾接触过这样一些在面对自毁行为时只会试图忽视、遗忘或者逃避的人，他们中的大多数都无法成功获得解脱。这种"明天我会做得更好"的方法并未起效，而那种"只要没人看见，我就算狂吃一番也没什么关系"的想法更是荒谬至极。你仍然会感受到那些卡路里对你的身体所产生的实质影响，并且，对于那些患有进食障碍的人来说，重拾旧习的内疚和羞愧也在等着他们。同样，自毁行为对心理和精神的影响似乎并不会很快消失，你无法解决或忽视这些问题。你只能通过自身的成长而让它们淡出视线，但这首先需要你注意到它们。这就像一个脓肿要进行治疗，伤口必须先得到清理一样。由于该过程令人不快，许多人都对此避而远之。可是，留意并记录下你昨天的行为，这并不等于对昨日之事耿耿于怀。

比如，对于那些有吸烟习惯的患者来说，写吸烟日志是一种很有用的方法。吸烟者可以记录吸烟的时间、环境（独身一人、与他人在一起或是在餐馆等）以及"需求等级"（这是一个从 1 到 3 的数值，1 代表"并不十分重要/本不想抽烟"，3 代表"非常重要/肯定会抽烟"）。日志每天更新一次，所有的日志将在规定的结束日期前由吸烟者与援助者一起进行复查，以便找出其中的高风险情况和触发器（triggers），并制定方案来对付他们。

同样，成功节食的人很久以前就已经认识到，通过对食物的摄入量进行记录，能够对节食结果造成巨大的影响。新科技使这一切变得更为容易。比如，在 iPhone 上有 MyFitnessPal 这类应用，它们能够扫描你吃的食物的条形码，一些无线磅秤则可以跟踪你的体重和体重指数，此外还有整合到你的智能手机里的数码计步器等。许多宗教都强调告解的重要性，十二步项目则强调，列出个人的行为清单并与另一个值得信任的、不妄下评论的人分享是很有必要的。最重要的一点是，如果你正在行动并且这些行动与你的成瘾和渴求相关，那你应该认真考虑一下将你的行动记录下来并与他人分享，这将我们引到了下一个话题。

让问责伙伴监督自己

如果私下里你正在戒烟、节食、戒酒，那么，祝你好运。你只会无谓地妨碍自己，极大地缩减自己的成功机会。当人们为自己设立目标时，他们选择不让问责伙伴（accountability partner）① 介入，对此他们有很多理由，其中最常见的莫过于尴尬、羞愧和担忧。"如果我又失败了怎么办？"这种逻辑会严重破坏为康复而做出的努力，让人们始终无法逃脱这种扭曲思想的影响。事实上，如果你不改变这种想法，那么你将经历无数次的"失败"而无法获得成功。14 世纪的安纳托利亚教士纳斯尔丁（Nasrudin）曾说，明智的判断来自经验，经验却来自错误的判断。如果你使用本书所推荐的方法，那么，每当你遇到所谓的失败时，请从中汲取教训并不断调整你的方法，如此你便能大幅增加成功的机会。在这个过程中，问责会对你有所帮助，而盲目苦干或逃避现实则不太可能带来成功。

人们有时候不愿告知他人自己的目标，这还有另外一个原因：他们确实相信自己能独自取得胜利。当人们凭借自身努力成功戒除了其他行为时，这种信念便常常得到增强，他们会想："这又有什么不一样呢？"我们都听过这个老笑话："我当然能戒烟，我已经戒烟一百次了。"我们在第三章中了解到，当我们评价自身体验并做出选择时，各种认知偏差会扭曲我们的逻辑并导致虚假结论的出现，它们将严重妨碍我们做出明智的决定。如果你因为上述某种原因而正打算独自作战，打算试着戒除或控制你的某些行为，那么你

---

① 指通过监督一个人而帮助其遵守承诺的人。——译者注。

可以考虑使用一个完全陌生的人来实现问责。在线社区为我们提供了与他人进行匿名联系的机会，虽然这并不十分理想，但只要不出任何问题，这将会让他人参与到你的康复过程中。

练习冥想

很多研究表明，在冥想（特别是正念冥想）和压力的缓解之间存在着某种关系。这些策略曾帮助无数人减少压力、痛苦和焦虑。人们对冥想法进行了改进，将其用于渴求的治疗并获得了显著疗效。最近，有人针对正念行为疗法进行了一项涉及 168 名成瘾者的随机对照研究。研究发现，施行正念疗法的团体的渴求受到了明显的抑制。另一项研究则涉及 248 名正在接受住院治疗的成瘾患者。结果显示，与使用 SMART 疗法的患者相比，使用气功冥想（Qigong meditation）的患者的渴求较少并且更容易完成治疗。冥想之所以被当作一种减压策略（记住，压力是与渴求直接相连的），这背后有着极有力的证据作为支持，它也是十二步康复法的核心。如果你从未进行过冥想，那么乔·卡巴金的书将是非常好的入门读物。他出版的《不分心：初学者的正念书》（*Mindfulness for Beginners：Reclaiming the Present Moment- and Your Life*）是一本极好的正念冥想入门书。对于那些正在渴求中挣扎不已的人，我强烈推荐冥想疗法。

寻求帮助并愿意受教

以我的经验来看，女性确实不愿意寻求帮助，但与女性相比，男性的日子才是最艰难的。虽然"男性回答综合症"（male answer syndrome）尚未成为官方诊断的结论，但我们确实在某些针对动物种类的研究中发现了该综合症在行为中的表现。这在过去可能会带来某些选择优势，但毫无疑问，它也会妨碍康复的成功。当你自以为知道答案时，你将很难听取不同的意见。当人们只关注那些能够支持其理论的证据而忽视对立的证据时，证实偏差便出现了。无论是男性还是女性，证实偏差都能阻断学习过程，让人不再愿意受教。由于你的大脑竭力阻挡，那些最重要的、最有可能帮助你的建议未必能得到应有的重视。有些人曾经历过你正在经历的渴求并成功地对付了它们，去同这些人交谈，问问他们："你是怎么做到的?""哪种方法有效? 哪种方法无效?""你会帮助我战胜它吗?"继续追问，直到你终止了目标行为（target behavior）①；保持追问以增强康复的疗效。

换个角度看事情

布鲁克·马斯特曼（Brooke Musterman）曾与咖啡因成瘾者共事并治疗过他们，在她那本精彩绝伦的书中，她回忆起这段经历并写到：

要克服这种爬虫类行为②，关键在于摆脱脑干模式（brainstem mode）③

---

① 这里指的是"渴求"。——译者注。

② 由大脑的低级部分所控制的行为，它们涉及的更多的是人类最基本的、本能的需要。——译者注。

③ 脑干是不断进化的人类大脑最小、最古老且最低级的部分。它负责控制基本的、反射性的、非自主的行为。因脑干与许多爬虫类的整个脑部类似，所以它也被称作爬虫类脑（reptilian brain）。——译者注。

并开始用大脑的高级部分思考。尽管这看上去十分简单，但也最难做到。人们可以用无数种方法来达成目的，比如，自我开解或是心理学家所说的情境"重构"（reframing）。我使用的主要方法就是置身事外，对事实本身而非头脑的夸大行为进行客观的考察……

布鲁克并不是心理学家或咨询师，她是一位咖啡馆员工（也是一位杰出的作家）。她所做的只是记录她为成千上万个咖啡因成瘾者端咖啡的经历，并从中获得了对爬虫类脑（我们在第二章中对此有过详述）的一些认识。她发现，视角的变换往往会将一种自动的、爬虫类的反应转化成经过认真思考的、成熟的、健康的选择。当然，你无法总是通过不同的角度看事情，也无法一直出离自身并保持明晰的头脑以便做出健康、积极的决定。这就是为什么这一切并不会像脱离现实一样自然发生。是向渴求投降还是全身而退？在很多情况下，两者之间的区别其实十分简单：我们只要重构情境，深呼吸，然后换个角度看事情，就会发现事情真的变得不同了。

乐于助人并对他人践行真正的爱

看起来，这可能并不是一个减少渴求的好策略。你可能会想：乐于助人当然是一个很好的建议。谁会反对乐于助人呢？但这与渴求又有什么关系？然而，助人为乐能够对渴求产生巨大的影响。它可能是本书最重要的建议，值得我们密切关注并进行深入的考察。

事实证明，爱与助人为乐的治愈力量是非常明显的。另外，大多数所谓的自助团体以及互助团体（比如匿名戒酒协会、麻醉品成瘾者匿名协会以及非宗教节制组织）都强调爱与助人为乐的重要性。

大量研究表明，帮助他人能够带来许多益处，其中就包括康复几率的提高。在匿名戒酒协会成立初期，创立者之一比尔·威尔森就积极设法帮助他人，因此他能够保持节制；而同为创立者之一的鲍伯·史密斯（Bob Smith）医生在一开始却无法通过参加牛津团契来保持节制。后来，因向他人提供帮助，史密斯医生最终达成了目标。自我、自负、自私，以及其他形式的对自身的"痴迷"（obsession），在匿名戒酒协会的成员看来，这些就是酗酒背后的核心精神病症，实施十二步康复法以及加入协会的主要目的就在于减轻这种病症。在这里，我们无法对匿名戒酒协会的各方面进行回顾，但毋庸置疑的是，协会中的成功者已经创立了一种对付渴求的有效策略，他们的大部分成功都可直接归因于助他原则。

研究结果还表明，就算是在自助和互助团体之外，乐于助人也能带来很大的益处。凯斯西储大学的史蒂芬·波斯特（Stephen Post）博士是一位生物伦理学研究者，在一篇题为《利他主义、幸福与健康：助人行善，心感快慰》（*Altruism, Happiness, and Health: It's Good to Be Good*）的出色论文中，他重新考察了相关的证据。波斯特论证道：利他主义之所以能带来益处，可能是因为一些强大的进化因素、生理因素和心理因素在其中起到了作用。他还指出，五十多项研究已经证实了与乐于助人相关的益处，其中包括健康和幸福，甚至还包括长寿。他的研究涉及多个领域，包括内分泌学、免疫学、酗酒、死亡及濒死、抑郁，甚至还包括伴随志愿精神而体验到的"帮助者的快乐"（helper's high）。波斯特得出结论：帮助他人即是帮助自己。但要注意，我们需要的是保持生活的平衡，因此不应该被任何东西压倒。我对这些研究进行了回顾，完全赞同这一结论。在这方面，我强烈推荐波斯特出版的《帮助他人，接受秘赠》（*The Hidden Gifts of Helping*）一书，这是一部十分精彩的作品。

一项对老年人的研究表明，志愿精神与抑郁的减少、焦虑的释放和躯体症状的缓解有着某种联系。其他研究则将利他主义与生存意志的增强、自尊的改善、幸福的提高和士气的激发联系在一起。对于正受渴求折磨的人来说，所有这些改善都特别有用。若干研究甚至表明，比起接受帮助的人，给予帮助的人能够从帮助行为中获得更多益处。一些关于利他主义和志愿精神的研究强调说，大多数志愿行为都发生于宗教环境中，但进一步的分析则证实，非宗教的志愿精神也能够带来相似的益处。

志愿者是否真的能活得更久？许多研究都提出了这个问题。虽然研究结果各异，但总的来说它们都支持如下结论：志愿精神或利他主义能够降低死亡率。1999 年，加利福尼亚大学伯克利分校的道格·欧曼（Doug Oman）进行了一项针对几千位老年人的研究。他发现，那些为两个或两个以上的组织提供志愿服务的人，其致死因素比没有参加志愿服务的人少 60% 以上。欧曼还有另一项极为惊人的发现：对于出席宗教活动的人来说，只要他们进行某种层面的（就算是最低层面的）志愿活动，其死亡率就会降低 60%。欧曼也考虑到了起潜在作用的可变因素，但他发现：无论是健康习惯、机体运转还是社会援助水平的差异，所有这些因素都无法充分解释志愿者为什么会有较低的死亡率。

若干年后，欧曼以近 7 000 名加利福尼亚居民为对象做了研究，研究内容包括他们出席的宗教仪式情况以及其在三十年间（1965—1996 年）的死亡原因。他发现，由外部原因（例如，事故）引起的死亡数虽然没有减少，但对于那些每周至少出席一次宗教仪式的人来说，由心血管疾病、癌症、消化系统或呼吸系统上的轻微病症所引起的死亡数明显比没有出席宗教仪式的人低。

助人为乐到底是怎样帮助了那些施与帮助的人的？虽然我们可以很容易地证明利他主义对精神健康、身体健康、寿命以及渴求的缓解有着很大的益处，但我们对其中的原因却缺乏透彻的了解。例如，利他主义很有可能带来显著的进化优势。如果在你看来，比起其他团体，由利他主义者组成的团体更有可能在严峻的环境压力下存活，那么你就能很容易地理解利他主义为什么会被"选中"了。

我们从战斗或逃跑反应（fight-or-flight response）中也能看到利他主义可能具有生物学上的自适应性。虽然战斗或逃跑反应在急性应激期间十分有用且极具自适应性（通过觉知力、注意力和交感神经系统的不断增强来实现），但在慢性应激期间，这种反应要么不具有适应性，要么会变得有害。简而言之，短期内起帮助作用的东西会损害你应对长期压力的能力。利他主义可以减少与慢性应激相关的焦虑和应激激素，因此，在面对持久威胁时，它能够带来额外的优势。

通过减少或消除那些已被证实会损害健康（并驱动渴求）的负面情绪和有害情绪，利他主义同样能发挥其保护作用和有益作用。不少研究都将健康的受损与一些消极情绪（例如，抑郁情绪、焦虑和愤怒）联系在一起，单是担忧和压力就能造成许多有害健康的结果，这其中就包括渴求。在罗伯特·萨波斯（Robert Sapolsky）开创性的作品《斑马为什么不得胃溃疡》（*Why*

Zebras Don't Get Ulcers）中，他回顾了压力对健康的有害影响，其中包括压力对成瘾、睡眠和病症的影响。担忧确实会让我们生病。萨波斯论证道（就像我在这里所做的一样），在对抗这些毁灭性情绪所带来的消极影响时，精神性起到了关键的作用。

除了乐于助人的意义，某些研究也对隐性精神维度、宽恕以及成瘾行为三者的关系进行了考察。东田纳西州立大学的乔恩·韦布（John Webb）对721名大学生年龄段的问题饮酒者（来自阿帕拉契亚）进行了研究。他发现，在宽恕（特别是自我宽恕）、饮酒和健康之间有着一种积极的关系。在一项更早的研究中，他和他的队友则发现：对于接受饮酒治疗的人来说，在宽恕他人和精神健康之间同样存在某种关系。

此外，科学已经证实，当照料者和帮助者沉浸于自己的助人为乐行为中或被它所压倒时，助人为乐将会产生消极的结果。史蒂芬·波斯特在他的研究中也提到了这一点。值得一提的是，我曾在自己的临床经验中见到这样一些人，他们用助他行为来逃避对自身情绪的正视。对这些人来说，他们为帮助别人而做的努力实际上削弱了自己的满足感，并损害了自己与他人的关系。他们经常以回避的方式忽略自身的需要，强迫性地将注意力集中在他人及他人的需要上。对此，我们可以做出如下解释：这些人利用他人对他们的依赖来成为一个有用的人，以此满足自己的伪自恋需要（pseudo-narcissistic need）。如此一来，尽管表面看上去十分乐于助人，实际上他们却是以自己的需要为先。羞愧和不自信是驱动这些人行为的核心问题，如果他们不能着手对付这些问题，助人为乐确实会有害无益。一些人将这些行为称作共依赖（codependency）。如果你认为自己可能也具有这一问题，那么在选择对付渴求的策略时，请使用本书中除助人为乐以外的其他建议，以帮助你取得更多的进步。

已故奥地利精神病学家和大屠杀幸存者维克托·弗兰克尔（Victor Frankl）曾写到："我们生命中的各种事件本身并不像我们对它们的态度一样重要。"利他主义改变了我们的态度和视角，它不但减轻了我们的压力，还能对抗诸如愤怒、惧怕和悲伤之类的消极情绪。（如果你对另一个人表现出无条件的爱，你就不容易感到愤怒。）助人为乐不但根植于我们的基因，也寄居在我们的心里。根据我的经验，利他主义不但构成了十二步康复法的依据，也帮助无数患者减少或消除了渴求，它恰恰代表了那些被用于应对渴求的精神疗法的基础。

☆ ☆ ☆

尽管人们在精神性这个概念的定义上尚未达成一致，尽管人们创立了各种康复项目以对付成瘾和渴求，但大多数成功方法都有一些核心的相似之处。你应该尽可能地利用起本章的主要内容。这些建议曾帮助过无数人，自然也能对你有所帮助。

CRAVING

WHY WE CAN'T SEEM
TO GET ENOUGH

第七章

你无法孤军奋战：为什么团体可以减少冲动、改善行为，而个体不能

人类任由自己被无知所主宰，自以为能够以单个人、单个地域、单个群体、单个种族甚至单个性别的方式而存活。

——玛娅·安杰洛（Maya Angelou）

你的大脑会如何影响你的决策？当你体验到渴求时，你的记忆、思想甚至判断的正确性会受到怎样的扭曲？迄今为止，你已通过阅读本书内容对这些问题略知一二。你还了解到，认知偏差会加剧渴求，有时甚至会阻碍你对自己的行为做出健康而理性的选择。除此之外，你还认识到了精神性和精神疗法对于减少渴求的重要性。然而，对于团体（这是能够减少或消除渴求的强大因素之一）我们还没来得及深入探讨。

团体的力量

许多事例表明，团体能够在你改变行为的过程中提供有力的支持。健身专家在很久以前就已经意识到了团体训练的巨大优势。当然，他们也意识到了这方面的障碍：一些人在面对他人时会感到极不自在，他们要么怕自己看上去很傻，怕自己的身材比不上其他团体成员，要么怕自己因无法听从建议而犯错。大多数团体训练教员已经意识到了这些障碍，他们正努力让每个人都感到自在。通常，他们会与你进行一对一面谈，回答你的一切问题，允许你大致按照自己的想法训练，在必要时他们还会提供建议，帮助你选择另一种训练模式。为什么大家都在强调并努力让人们参与团体训练呢？因为团体能带来收益。一旦排除了障碍，团体将激发并创造出热情、问责，创造出许多能让你保持积极性的活力。这类团体一般都有固定的日程，它有助于习惯的创造，对于行为的长期转变来说也是至关重要的。在你加入一段共同的旅程后，你将体验到一种关联感，这会让你保持积极，充满干劲和热情。

在线社交网络门户 Meetup. com 正是团体力量（以及社交媒体在转变行为方面可发挥巨大作用）的一个典型例证。该网站于"9·11"事件发生后创建，创始人意识到，当人们围绕某种共同的问题、观点或困境而聚在一起时，往往能够产生不可思议的力量。今天，Meetup. com 的用户可以根据业余爱好、兴趣、困境、职业或几乎你能想到的任何东西来搜索你所在地附近的团体。此外，如果搜索结果无法让你满意，你还可以自己创建一个团体并看看谁会加入其中。我曾接触过许多利用社交媒体（包括 Meetup、Facebook 和 Twitter）来寻找并联系志趣相投者的人。当然，不管什么时候与网友进行会面，你都必须注意有关安全性、保险性和敏感性的警告。大多数这类会面的地点应该选在公共场所，而且你大可不必提及自己的姓氏。通过组建团体（线上或者线下）或是与团体取得联系，人们竟成功地解决了各自的问题，我对此感到非常惊讶。

员工帮助计划（EAPs）、咨询者和治疗师、医生和研究者、社会科学家及宗教领袖，他们都利用了团体的力量去帮助有求于他们的人。事实上，如果我们能将团体工作包含在治疗项目或计划的任一环节中，那么，几乎所有的问题行为都能得到最好的解决。例如，一项针对50多次试验的循证医学分析表明，加入团体几乎能使成功戒烟的几率翻倍。（在医学证据的分析和消化上，循证医学协作网①是最具权威性的、独立的信息源。）

团体聚会既可在正规的治疗环境中举行（领导者或治疗师对工作进行引导和指示），也可在非专业的背景下举行（例如，自助团体、互助团体和援助团体）。一些团体会收取参与费（如慧俪轻体机构），另一些团体则鼓励但并不强制要求会员付费（如母乳喂养援助团体"国际母乳会"②）。某些团体甚至不鼓励会面（如理性复原协会③，它不鼓励成员参加团体活动，而是鼓励他们购买学习材料，比如一套售价竟超过400美元的DVD）。这就是为什么我一般并不推荐这种治疗方法的原因之一（尽管这对某些人来说或许有效）。

团体也可以是沉浸式的，比如，过渡性疗养所（halfway houses）或节制生活区（sober living environments）④中的团体。在一类名为治愈社团（Therapeutic Community，TC）的专门化环境中，那些正在与某种特定的生活问题作斗争的人共同生活在一个社团内，并且，那些在康复之路上已经取得进步

---

① The Cochrane collaborative。——译者注。

② La Leche League。——译者注。

③ 理性复原协会（Rational Recovery）已成为一个商业化公司，出售与成瘾咨询、成瘾指导相关的出版物和音像制品。——译者注。

④ 作为一种过渡性的居住设施，节制生活区专门为刚刚离开康复中心但尚不能重新开始正常生活的物质滥用者提供服务。大部分此类设施都依据十二步项目而筹建。——译者注。

的人还会向正在斗争的人施与援手。20 世纪四五十年代，这类社团在英格兰非常流行，到了 60 年代，它们已被引入美国并被特别用于药物成瘾者身上。这类社团和其他类似社团已帮助许多人从酒精成瘾和药物成瘾中成功地获得了康复，在某些情况下甚至还解决了其他精神健康问题。但我觉得有必要指出的是，某些治疗社团所使用的方法往往非常严格或者让人难堪。对于经常感受到极大羞愧或是不适合采用此类方法的人（例如，患有创伤后应激障碍的人），我并不推荐较为严格的治疗社团。另一方面，过渡性疗养所、节制生活区及其他康复生活环境则往往能够将失败转化为成功，它们更多地倾向于鼓励患者而非惩罚患者。

此外，还有一种更为普遍的情况：团体会定期（每周、每两周等）在公共场所进行会面，但其成员通常并不一起生活或工作。一般来说，十二步团体每周举行一两次会面，但某些团体的会面则更为频繁。

我们可以从那些成功帮助人们应对并最终消除渴求的团体中学到很多东西。在这方面最有名且最大众化的团体恐怕要数匿名戒酒协会了。该协会创建于 20 世纪 30 年代中期，从那时起，许多其他的十二步团体便不断涌现，其中包括可卡因成瘾者匿名协会（Cocaine Anonymous）、戒赌者匿名协会、暴食者匿名协会、酗酒者家庭及友人协会（Al-Anon，针对那些正受爱人酗酒影响的人）及其他团体。

研究证实，由匿名戒酒协会成员所组成的社交关系十分有利于他们保持节制。在一项研究中，人们分别在治疗开始时、治疗一年和三年后对 655 名寻求酗酒治疗的人进行了采访。一旦这些人加入匿名戒酒协会的各种团体，他们便基本能在三个月、一年甚至三年的观察期内保持节制。实际上，如果增加在第一年末至第三年末期间的团体活动参与度，这将极大地提高人们在三年内一直保持节制的几率。研究者在一项类似的研究中发现，虽然参加其他协会也能显著改善人们的生活，但是，当我们对个人的社交网络规模进行控制时，参加匿名戒酒协会将比参加其他协会更能帮助人们戒酒。总的来说，这些结果告诉我们：团体很重要。当我们希望从渴求和成瘾中得到解脱时，由遭遇类似问题的一群人组成的团体会变得尤其重要。

由十二步康复法使用者所建立的社交关系到底对他们的渴求产生了怎样的影响？最近，哈佛大学麻省总医院成瘾医学中心的约翰·凯利（John Kelly）及其同事专门为此进行了研究。凯利以1 700多名患者为对象，对他们进行了酗酒治疗的随机对照研究。为了界定匿名戒酒协会参与度、社交和节制三者之间的关系，凯利及其同事分别在治疗开始时、治疗进行三个月、九个月和十五个月后对这些人进行了考察。他们得出结论：匿名戒酒协会之所以能带来好处，很大程度上是因为参加此类协会可以大大减少"亲酒的社会关系"（pro-drinking social ties）。简单来说，出席匿名戒酒协会有助于减少这些人与鼓励其饮酒的人的社会交往，降低他们对后者的依赖程度。研究者还发现，在戒酒协会成员之间建立起来的"亲戒断关系"（pro-abstinence ties）一定程度上也与节制有关。换句话说，"同胜利者在一起"（与已经从酗酒中获得康复并能维持康复的人建立关系）同样有利于患者的戒断。

看来，团体之所以有利于冲动和渴求的缓解，部分原因在于它减少了我们与某些人的联系，这些人会促使成瘾行为以及与渴求相关的行为向更坏的方向发展。在成瘾康复社团中经常可以听到这样一句话："如果你在一个理发店里待上足够长的时间，那么，你很快也会要求理发师为你理发。"我的一个病人曾努力减肥，但他总是在上班途中停留在一家唐恩都乐（Dunkin' Donuts）店前，因为他很喜欢这家咖啡店里的甜甜圈。他自以为能够在看到甜甜圈并闻到它的香味时不为其所动。（在下一章中，你将对这种免疫感以及与其相关的应对策略有更多的了解。）尽管他暂时不会去买甜甜圈，但他最终会发现自己根本无法抵抗诱惑。如果他选择的是靠近健康俱乐部的那家咖啡店（尽管这里的咖啡可能并不如唐恩都乐店里的好喝，但却是其他健身者早上喝咖啡的地方），他大概就不会那么不幸了。你应该尽可能地找到那些支持你的康复导向行为的人，并与其建立联系，而对于那些只会推动成瘾、自毁和渴求行为向更坏方向发展的人，你应该减少与他们的社会交往，这将有助于你的康复。

在这里，我还想谈一谈团体活动中的坚持问题。关于团体，我们可以注意到一个潜在的不幸事实：团体由一些带着各种缺点、怪癖和缺陷的普通人组成。不管你加入的是十二步团体、援助团体、教育团体或是专业的治疗团体，你都可能会对听到的东西感到厌恶或表示反对。人们在团体中的言论（甚至是直接针对你的话语）有时候听上去根本就是错误的，对你来说这可能是一种毫不掩饰的冒犯。根据我的经验，在这种时候千万别轻易退出或者放弃。如果你的问题很严重，那我建议你至少先出席十多次不同的会面，然后再决定是否要退出某个团体。对于大多数人，这意味着花费大约 20 个小时来对某个特定类型的团体进行尝试。同时，我也建议你将会面的大多数时间用于聆听而非交谈。如果你不赞同他人的言论，你可以与在场的人交谈（在会面结束后），也可以与你的朋友或你信任的其他人交谈。需要特别指出的是，咨询师或治疗师能帮助你评估你从团体中收集到的观点。

此外，我还注意到，当身处团体中时，那些最成功的人寻找的更多是自己与他人的相似性而非差异。我在多年前曾遇到过一个患者，他感觉自己并不想与暴食者匿名团体中的其他人建立良好的关系，可他的进食习惯已经开始摧毁他的生活、各种关系，甚至还威胁到了他的工作。"这里的所有人终其一生都有问题……我的问题是两年前才出现的。"他说道。确实，当人们面临重大的行为转变时，其大脑通常会提出抗议；而在一个外部观察者看来，某些抗议似乎是极其微不足道的。毕竟，当问题出现时，谁会真正在意这些呢？如果你因为自己的行为而即将失去工作和家庭，那么你最好通过团体寻求帮助，即使你的经历和别人的毫不相同。我向这个患者建议再出席几次会面，试着找到自己与他人的共同点，并用心记下（或者回家后写下）那些确实能让他产生共鸣的东西。这个建议果真奏效了，直到今天，他仍处于积极的康复之中。所以，当你加入这些团体后，去寻找你与他人在行为、思想和感觉上的相似之处吧，去注意它们，关注它们，把它们记下并和你信任的人进行讨论，这将帮助你克服抵触情绪，从而使你更为有效地利用团体的力量。记住，在大多数情况下，你应该竭尽所能地使团体加入到自己对抗渴求的战斗中来。

家庭

比起其他团体，有一类非常特别的团体常常能对渴求者产生更多影响——家庭。大多数对成瘾和渴求进行治疗的人通常都会意识到，问题很少会局限于患者本身，其他人总是会受到影响。由于成瘾的性质，渴求者可能无法意识到自己的行为正在对他人产生怎样的影响，但渴求和成瘾的作用范围都比看上去更为广泛，几乎无一例外。我们在上文中已经提到，对某些成瘾来说，基因本身就会促进一些世代相传的问题行为的产生。与此类似，一些自毁倾向则会通过一代代人在家族中延续下去。人们已经建立了很多项目和组织来减少成瘾及其相关行为对家庭的影响，其中最有名的恐怕要数酗酒者家庭团体（Al-Anon Family Groups）。通过践行十二步康复法，该团体为酗酒者的朋友和家庭带来了理解、支持、治疗和康复。

当通过介入来对付自毁行为以及与渴求相关的行为时，如果我们只针对患者自身，那介入的效果将会大打折扣；而如果我们利用社会援助，那患者收获的益处将大大增多。在许多情况下（但并非毫无例外），这种社会援助都来自家庭。对于许多正在与各种渴求作斗争的人来说，他们的家庭关系可能是让人不安的、不健康的，在某些情况下甚至是败坏的。如果你的家庭愿意帮助你，那么，最难以逾越的障碍通常来自你的自尊和自负。在这些障碍的作用下，你可能连开口寻求帮助都无法实现，你可能会认为你已让家庭遭受了太多磨难。这或许是对的，但是，你能为你的家庭带去的最好礼物不就是成功吗？而在另一些情况下，家庭关系是如此败坏和危险，以至于这些家庭成员根本不应该参与患者的治疗，尤其是在康复的初期。在涉及主动虐待（active abuse）——身体的、精神的、情感的或性的——时情况就是如此。如果你不确定何时才能让以及是否要让家庭参与你的康复计划，你可以向专业人士寻求建议。当你能利用这一切来促进康复并保证万无一失时，他人的参与以及家庭力量的充分利用将成为你对付成瘾的最强工具。

援助网络的帮助作用

一种名叫"社团强化和家庭训练"（Community Reinforcement and Family Training，CRAFT）的方法能够充分发挥社会支持、社团和家庭在渴求应对方面的优势。作为一种循证疗法，CRAFT旨在吸引与患者相关的重要的人，吸引社会援助，使它们共同帮助患者获得并维持康复。在实施这种方法时，我们将对家庭及其他援助者进行训练，教会他们如何用特定的方式与他们的爱人交流，以支持并强调积极的、建设性的转变。最近，人们针对以CRAFT为对象的四次随机对照试验进行了一次元分析，由此证实了CRAFT在吸引成瘾者加入治疗方面的巨大成功。是否要一直参与治疗，这是关系到成瘾型障碍治疗能否成功的最重要因素之一。已发表的许多文献都提到了家庭介入的作用，上述试验和大部分这类文献都着重强调：对于那些希望从渴求和自毁行为中得到解脱的人，家庭和社会网络既能给予帮助，也能加以阻挠，它们因此而扮演着极为重要的角色。

网络疗法（Network Therapy，NT）① 是另外一种对付物质使用障碍的方法，它在科学上已被证明有效。该疗法是由纽约大学的马克·盖兰特创立的。作为一种物质滥用康复法，它借助一些经过仔细挑选的家庭成员和朋友来提

---

① 这里的网络是指社会网络，而非互联网。——译者注。

供持续的援助，由此推动态度和行为的转变。在这种治疗方法中，位于成瘾者网络中的人可充当治疗师，并且可被看作一个旨在帮助患者获得并维持康复的团队。网络疗法与其他疗法具有高度的兼容性，许多接受此疗法的人同时也会参加十二步项目。这类疗法有着非常强大的证据支撑，而且其整个项目都建立在下面这一基础发现之上：网络能做到个人不能做到的事。

团体能带给我们什么

团体要么是能帮助你应对渴求的最积极的影响力，要么是你遇到的最具破坏性的力量。当你正在寻找团体或团队来帮助你缓解渴求时，团体的哪些特征最为有用？当你试着寻找或创建一个团体以帮助你对付渴求时，你能期待些什么呢？

我相信"竭尽全力以求康复"这句话的价值。但在现实中，如果你的团体不适合你，你会很容易找到借口不再参加团体活动。当然，离工作地或离家最近的援助团体有时并不是最适合你的；而在一个相距很远的或者会面时间不便的团体中，你也许更能对人们产生认同。对你来说最重要的是参与，当然，越方便的话自然越好。一般来说，我会建议你首先将会面时间记在日程表中，重新安排约会以确保你有空参加团体活动，并且找一个问责伙伴，向其承诺你会出席会面。这有时十分简单，就像你对最好的朋友做出的承诺，在接下来的六周内，你会在每周三到当地教堂参加戒烟团体的活动。你可以查看一下各团体的会面日期、时间和地点，先挑选出对你来说最容易保证参与的团体，然后，尽你所能让这一切进行得更加顺利。

此外，你应该寻找友好的团体。有人到门口迎接你吗？他们跟你打招呼吗？在会面开始前和结束后，成员们是否有空与你交谈？在会面间隔期间是否有印刷物可供阅读？对于那些愿意帮助你的成员，你能否得到他们的电话号码或电子邮箱？该团体的成员能向你推荐其他可能有用的团体吗？在他们看来哪个团体最好？要想找到最友好的、致力于帮助成员获得并维持康复的团体，听听人们的口头评价常常是非常有用的。

正如上文所说，没有谁是完美的，因此，任何团体都不可能完美。你不太可能找到一个符合你所有标准的团体。有时你可能会发现，你渐渐地不再想参加某个团体的活动，为此，你可以找到越来越多的反对意见和借口。通常，在这种时候最重要的就是坚持下去，无论如何都要继续参加团体，因为在大多数情况下，即使参加某个很普通的团体都要比你单枪匹马地应对渴求更为有用。

一旦找到了某个团体，怎样才能最有效地利用它呢？尽管从社交角度看，早到晚退会让人尴尬，但我仍然建议你这样做。如果你迟到的话，你或许将很难与团体成员进行足够的交流。大部分有用的讨论甚至可能在团体活动开始前就已经进行了。此外，如果你早到的话，你将有机会与另一个成员进行一对一地讨论，你可以提出关于该团体的任何问题、顾虑甚至是保留意见，如果该团体有专业人士领导，你甚至可以与其对话。例如，当你第一次到健身房参加原地骑行课程时，如果你早到的话，这会让教练或另外的成员认为，你的自行车调整得很不错，它非常适合你。①

此外，我还建议你"成为一个参与者"（be a joiner）。你可以一个人坐得远远的，你可以会面一结束就马上离开，你可以不与任何人交谈，你可以在大多数时候独处自守……所有这些做法都极具诱惑力。但如果你真的这样做，你极有可能将许多本来可以助你康复的人拒之门外。相反，你应该考虑与他人交谈或向他人提问，你甚至只需走近一群正在交谈的人，倾听他们或者加入他们的对话。尽管一开始会很困难，但这样做将让你受益匪浅。大多数通过参加团体而获得成功的人都是真正参与（joined）的人，而不只是出席（attended）的人。

如果团规允许，你应该与自助团体或援助团体的成员们在会面间隔期间保持联系，但这种做法可能并不适用于某些环境。通常，如果自助团体或援助团体列有一张通讯录或成员名单的话，你可以放心地这样做；如果你参加的是专业团体（例如，治疗团体），那你可以问问团体领导者该怎么做。你不妨试着延长团体力量的作用期，使其超过60分钟（或者任何时长）②。你可以通过在会面间隔期间与成员保持联系而做到这一点，当然，前提是团规允许。

最后，请听从他人的建议，特别是那些已经成功克服类似问题的人的建议。如果有人建议你打电话给通讯录上的某个人，请按他说的做。如果有人建议你组团参加接下来的晚餐，请答应他。如果有人建议你去找一个援助者

---

① 由于调整后的自行车便于操作，骑车的人就可以在路上省下不少时间。作者在此用幽默的语言告诉我们，早到会让我们有更多的机会与他人进行互动。——译者注。

② 指团体会面的持续时间。——译者注。

（这在十二步团体的会面中很常见）或是去读某本书，请接受他的建议。如果有人提议举行另一次会面，请务必出席。在暴食者匿名协会的会面上，如果人们建议你先填饱肚子再去杂货店购物，同时带上一位可充当问责伙伴的朋友，请照做。不过，你仍然需要运用你的判断力来避免任何危险或不当的举动，但总的来说，你应该借鉴他人的成功经验并为己所用，这就是获得成功的重要方法之一。

在帮助人们应对渴求方面，团体是特别有效的。你可以参加某个特定的、针对你这类渴求者的团体，在大多数情况下，这比你孤军奋战（或仅仅依靠咨询师的帮助）对付渴求要有效得多。找到团体，加入团体，并利用起团体吧！

CRAVING

WHY WE CAN'T SEEM
TO GET ENOUGH

第八章

对免疫力的素朴理解

每一个曾在成瘾治疗中心工作过的人都很熟悉下面这个场景：某人过早地退出了治疗，他相信自己已经被治愈并且永远不会再酗酒或吸毒。不幸的是，这一令人惋惜的场景并不少见。我在若干年前曾治疗过的一个病人就是这方面的最好例证。我将他称作"吉姆"（Jim）。吉姆是个 60 岁左右的医生，迫于儿孙的压力，他最终决定接受住院酗酒治疗。吉姆并不会随便向他人的压力屈服，但是，在他的外孙女给他读了一封信后（信中描述了酗酒对他们的关系所造成的影响），他知道自己需要帮助。虽然吉姆一开始并不愿接受帮助，但当他来到治疗中心时，他还是将"接受治疗"说成是他思考良久之后的决定，而他之所以迟迟未来，只是因为没有找到合适的请假借口。他的大脑急需得到控制，因为他的记忆已变得扭曲，让他以为参与治疗是自己一直以来的打算。这种事十分常见，它正是我们在第三章中讨论过的"后见之明偏差"的一个例子。

一段时间过后，他与同伴们、咨询师以及我本人熟悉起来，并开始对我们产生了信任。他透露道，为了减少和停止酗酒，他实际上已经做过许多努力，但这些尝试通常只能持续几天或几周，随后他就会重拾旧习，一如既往。他向我们描述了一些他曾用过的方法，例如，向自己保证不再酗酒；一直工作到很晚以避免走进酒类商店；改喝不含酒精的啤酒；甚至未经医嘱擅自服用安塔布司（Antabuse）——如果你在服用该药期间饮酒，它将让你恶心作呕。他向我承认说，确实，他知道自己根本无法戒酒。我的员工们都以为吉姆已经开始进步，因为他已经开始思考如何才能降低复发的风险。可就在这时，吉姆却突然向大家宣布他已经明白了酗酒是怎么一回事，他将"永不再犯"。他描述说，他感觉他对自己的饮酒问题和饮酒原因已经有了深刻的洞见。他确信自己已经脱胎换骨并将一直保持节制。康复中心的同伴们向他解释说，他们有时也会像他一样，以为只要具足洞见并另作打算，就能防止复发。然而，吉姆却对所有这些经验都不予理会。

吉姆打算退出治疗，所有说服他留下的尝试均以失败告终。为了能让他继续接受治疗，他的家庭已经做好了各种安排。他们不但安置好了他的宠物，还处理好了他的工作问题。可吉姆非常坚决，他甚至不愿多待一天，他根本不认为自己做出的其实是一个冲动的决定。果不其然，他回家还不满一个星期就又开始酗酒，他的家庭感到非常沮丧。两周后，吉姆又回到了康复中心。他告诉我："我搞不懂发生了什么，但是，这次我真的不会再酗酒了。"一周未满，他又离开了。结局如何，相信你已经猜到了。

与此类似，我在工作中曾接触过无数任由自己暴露于这类情境的人：这些情境会动摇他们的目标，让他们重返渴求及非意愿行为。遭受渴求折磨的人就是不相信他们会受到影响；相反，他们认为自己具有足够的意志力来经受住环境的威胁（用成瘾治疗术语来说，这就是"触发器"），他们自以为具有免疫力。这样的情况实在是太多太多。不管是一个空腹穿过购物中心却认为这很安全的坚定的节食者（他以为能吸引他的只有美食广场），还是一个"纯粹为了看表演"而到拉斯维加斯旅行的强迫性赌博者，他们最后往往会失败，并且茫然不解个中原因。

上面三个事例的当事人很明显都处于一些风险情境中。你可能会奇怪怎么会有人如此轻易受骗，可事实是，每一个经历过上述这些情境的人都曾被骗，即使这些情境看上去并不那么明显。大脑欺骗我们，让我们自以为具有免疫力，最终我们会明白，我们所缺的只是那么一份坚定。我们的大脑想方设法从我们先前使用的策略中找出某些特定的缺陷，于是我们的眼中便只剩下它们，而忽视了其他的一切缺陷。这就像一个人买了一辆旧车，很久之后才发现传动装置已经朽得不成样子，于是在买下一辆旧车的时候，他便只检查传动装置。我们把注意力集中在对付历史问题和历史缺陷上，完全忽视了那些与危及康复的潜在因素和未来因素相关的风险。令人遗憾的是，当人们体验到有限的成功时，他们便往往不再努力。可谁又能责备他们呢？要做出这种转变是非常困难的，因为这常常让人不适。对此，大多数人都想尽量避免。

更糟的是，人们通常不知道怎样做才能打破渴求的恶性循环。他们并不使用本书推荐的方法，比如，向他人寻求帮助，找到可以信任并分享秘密的人，加入团体并参加活动，建立精神上的联系，践行助人为乐和利他主义，以及可以在书中找到的其他建议。他们常常将自己的精力和努力放在一些在改善渴求及其后续行为方面成效甚微的行动上。有很多这方面的例子。我曾见过许多因渴求食物而遭受折磨的人，他们将自己的柜橱塞满低热量的小吃，可最后却发现自己狂吃不已。我在工作中也接触过很多这类人，他们以为自己在电视上看到的最新的健身器材最终会促使其进行运动。我也见过成千上万的患者打算戒烟并丢掉所有的香烟，但他们却不打算丢掉打火机和烟灰缸。

在上述及其他的许多案例中，患者由于不愿意转变视角而导致了令人心碎的结果：他们旧习复发，又回到了曾经努力想要避免的行为中。

约哈里之窗

从很多方面来看，我们总是意识不到那些真正与渴求相关的东西，于是我们便开始错误地相信自己具有免疫力。为了帮助你理解这个重要的观点，让我们来看看"约哈里之窗"（Johair window）这个概念。该概念由美国的两位心理学家①在 20 世纪 50 年代提出来，它描述了以四种信息为依据（我们所知道的、我们所隐藏的、我们自己无法看见的以及无人能看见的）来看待我们自身的一种方式。在你看下面的示意图的时候，请想着关于你的一切。请想着你的特点、兴趣、业余爱好、人格特征、困境、优点和缺点。现在，在你所知道的、关于你自己的一切中，有一部分内容是别人也能知悉的，它们属于第一个象限，即"开放"（open）象限。虽然并非你所有的朋友都知道这些内容，但至少你自己以及你所认识的部分人知道它们。他们可以是你身边的人，也可以是你信任的朋友或爱人。由于该象限包含你那些易被他人获悉的信息，所以我有时也将这第一个象限称作透明象限。

---

① 这两位心理学家是乔瑟夫·勒夫（Joseph Luft）和哈里·英格拉姆（Harry Ingram）。——译者注。

	自己可获知	自己不可获知
他人可获知	1.开放	3.盲目
他人不可获知	2.秘密/隐藏	4.未知

在关于你的信息中，那些你自己知道而别人却不知道的内容属于第二个象限，即"秘密"或"隐藏"（secret or hidden）象限。你可能非常害怕分享这部分内容。确实，这样的自我表露（self-disclosure）从情绪上来说是有风险的。可这里的"情绪风险"（emotionally risky）是指什么呢？我想说的是，如果你分享这些秘密，如果你向人们讲述你的这些事，那么人们可能会批评你，刻意回避你，或者不想同你有任何关系，这将使你的感情受伤。因此，下面的这些做法会变得非常重要：如果你想对他人坦诚相见，那么你得选择正确的人，并且，你需要不断评估与他人的关系以确保这一关系足够可靠且充满关爱，确保它值得你冒着风险去表露自己。这并非是在建议你去同世界分享自己最阴暗的秘密。但是，如若时机合适且环境有利，并且遇上了正确的人，那么，为了自身的成长而冒这样的风险绝对是必要的。如果你听从内心的声音，你会知道什么是合适的时机，只要每次稍做思考，你就能知道时机是否正确。这个过程正是我们在情感上有所成长的过程，也是我们在面对生活及其机遇和挑战时变得更加成熟的过程。

此外，这种自我表露也是坚强的本质。坚强并不像你在电影里和电视上看到的那样，它指的并不是抑制情绪，并不是变成一堵密不透风的石墙。回避所有的情绪风险，这种做法正是勇敢的对立面。

相反，坚强是对正确关系的寻找，尽管你可能会因自己的脆弱和开放而受伤。坚强意味着愿意在适当的时候经历痛苦，可人们很容易错误地以为，坚强意味着在情绪上有所掩藏。

这种欺骗非常有力且极具诱惑，它是征服渴求路上的一场恒久战争。它骗你相信你的真理并非足够强大，它并没有足够的分享价值。然而，真理是坚强的，这是真理的本性。最高法院法官小奥利弗·温德尔·霍姆斯（Oliver Wendell Holmes, Jr.）以最精妙的语言道出了这一点："真理是坚强的。它不会像气泡般一触即破；不，你可以把它像足球一样踢上一整天，到了晚上它将变得又鼓又圆。"找个安全的地方，找个充满关爱的、信任你的朋友。拿出你的真理，分享它。用你喜欢的方式踢一踢它。这将带来惊人的成效。

如果你向一位可靠的人进行自我表露，那么这有时候会带来一种惊人的并且是必然的收获：亲密。正如你在第六章中所看到的，精神性与联系性（进一步讲，还包括亲密）对于渴求的缓解至关重要。这就是为什么第二个象限对于渴求的应对来说是如此关键。值得注意的是，那些你不敢与他人分享的信息（你担心它们会推开你周围的人），其本身就像是一种水泥，它能够搭建友谊并使得真正的亲密和联系成为可能。这是一种能够使伤口愈合结疤且有益于健康的方法。

某些关于你的事实是你自己也未意识到的。每个人都有这样一些事实，没人能完全了解自己，如果没有他人的视角（尽管他们并不总是正确），我们无疑将变得盲目。因此，在关于你的信息中，那些别人了解而你自己却无法了解或并不了解的内容属于第三个象限，即"盲目"（blind）象限，该象限中的内容位于你的盲点。最后要说的是，无论是你自己还是你周围的人都无法知道某些关于你的信息，它们属于第四象限，即"未知"（unknown）象限。

自从乔瑟夫·勒夫和哈里·英格拉姆提出这一关于沟通的理论和方法，它已被用于几乎所有的成瘾治疗环境中。理由很简单，首先，由于我们每个人都受认知偏差的影响（第三章已有讲解），约哈里之窗提供了一种有效的方法，它让我们看到：许多关于我们自己的信息是我们所不了解而别人却能够了解的。于是，通过简单地征求他人的见解和观点并真诚地倾听，我们或许可以对自己有进一步的认识。你不能相信别人所说的关于你的一切，但如果你所信任的一些人都对你做出了一致的评价，那这些评价就值得注意了，特别是在你对此持有异议的情况下。在成瘾治疗环境中，你经常会听到这句谚语：

如果有人说你是只鸭子，那你大可不必理他。如果另一个人也这么说，你就应该予以注意。可如果第三个人也说你是只鸭子，那你最好开始嘎嘎叫吧。

实际上，小鸭子只在出生几周之后才会嘎嘎叫。它们需要先长大一些。探索并面对那些关于我们自己的、我们并不了解而别人能够了解的信息，这是情绪成熟化的一个重要部分。此外，正如我曾指出的，生命中的基本问题从来不能得到真正解决，它们只能随主体的成长而不再引起注意。

当然，如果你一直隐藏着自己的秘密或重要的事，你的朋友或你所信任的人将不太可能为你提供他们的看法。你可能有很好的理由来隐藏秘密，但也许这些理由只是你在焦虑和恐惧驱动下的产物。无论如何，如果你不告诉人们你确实相信这些被掩藏之事的真实性，人们将不可能帮助你。或许更为重要的是，这种极度保密会变成羞愧的一个来源或一种症状，而我在上文中已经指出，羞愧是有害的，它可以驱动人们产生渴求。我想再次强调，这并非在建议你将最阴暗的秘密告诉每个人。但如果你的生命中没有这样一个不偏不倚、值得信赖、能让你依靠并敞开心扉的人，那么，你也许是时候去尝试跟他人建立这样一种关系了。至于这个人，他既可以是十二步项目中的一位援助者，也可以是一位宗教信仰者或其他精神领袖。然而，对于许多人来说，这个人也许就是他们的咨询师，甚至是他们的理发师。在你的生命中，你需要某个自己能够信任的人，不管这个人是谁。他将如实地告诉你他所看到的事实，哪怕这会伤害你的感情。他既不会评价你或让你感到羞愧，也不会批评或是责备你，他只会直率而诚实地给出他对你的境况的评价。当你找到了这样一个人（或几个人）并确信自己可以信任他们时，你必须告诉他们你的一切，包括你的秘密、缺点，包括最有可能让你感到羞愧的东西，甚至可能是那些你曾发誓永远不会告诉任何人的事。宗教曾强调告解的重要性，心理学家、精神分析家、治疗师和精神病学家则常常指出，如果没有真理，我们将很难进步。下面这句话在十二步团体中非常流行："你的秘密让你生病。"在我看来，上面这些观点都是非常正确的。你越是能在一种可靠而充满信任的关系中照亮自己的隐藏面，你就越容易放手并走出渴求的恶性循环。

在摆脱渴求的旅程中，成长和转变是必不可少的。就你的某些方面来说，它们既不能立即被你了解，又无法被你的朋友或你所信任并爱着的人看到。随着你的不断成长以及对自己了解的加深，这些未知的方面将随时间而被揭开。这正是约哈里之窗的第四象限所包含的内容。约哈里之窗邀请我们去发现，去探索，去改变，并最终得以成长。根据我对成瘾者的治疗经验，人们将在不断行动的过程中对自己有所认识，而这种认识在一开始时是很难设想的。你将在情绪上有所成长，以一种更加成熟、更加让人满足的方式去面对生活。

或许，在与对免疫力的素朴理解所作的斗争中，约哈里之窗最重要的作用就在于让你意识到你或许真的不够了解自己和自己的渴求，它让你意识到你还无法防止自己再次受到渴求的左右。这并不是消极悲观，我也并非是在压碎希望，但经验表明，正是在你自以为已经弄清一切的时候，你往往最脆弱，最容易受到危险侵害。如果你的眼界足够宽广，如果你意识到自己可能需要他人的帮助，那么你便开始具有了某种复原力，这将防止你再次受到渴求的欺骗。

成功与风险相伴

值得指出的是，当一切顺利的时候，实际上人们最容易对免疫力产生素朴的理解。例如，请设想一位已经三个月未饮酒的酗酒者，她随时都可能因喝下三个月来的第一杯酒而复发。现在，她感觉从未这么好过，终于打败了酗酒问题的她是如此高兴。她复职了，她的婚姻和家庭生活也有了改善，甚至她的经济状况也变得让人乐观。如果你对她进行一次身体检查，你会发现她各方面都很健康，她的血压终于变得正常。她已变得有节制，从所有外部迹象来看，她做得非常好。

然而，如果你能够读到她的心思，你会发现她心里所想的其实是另外一回事。各种各样的念头在她的头脑中打转，它们将她置于极度风险中，她很有可能会喝下第一杯酒（以及随之而来的无数杯酒）并毁掉她的节制。某些人可能会想："我终于好了；我已证明我不需要酒精。"另一些人则会想："我才不管呢——我有权喝一杯。"你的大脑还能编造出其他谎言，其中也许有一种想要庆祝的、想要表达同情的、想要缓解需求的、想要"证实"你并非真的有饮酒问题或是证明你对问题反应过度的欲望。这类谎言可能会用你所能设想或根本无法设想的任何形式作为伪装，它们通常出现在一段成功期之后或是当一切进展顺利之时。另一方面，它们也能作为应激反应而出现。这些念头甚至可能会微妙到你根本注意不到它们的地步，但它们之间有一个共同点：它们都在竭力说服你接受第一杯酒（或者第一支烟、第一块奶酪蛋糕以及任何你渴求的东西）。这就是对免疫力的素朴理解。

有时，那些即将复发或向渴求投降的人会产生这样一个非常危险的想法：他们觉得，如果能够了解更多或者获得足够的信息，就能够解决自己的渴求问题或是控制自己的冲动，或是选择某种渴求对象之外的东西。有时，人们认为自己可以通过充分的考虑、理性的思考或是不断交谈来让自己摆脱所有与渴求相关的念头。诚然，信息和知识是重要的。你确实需要知道哪些行动会有助于你消除渴求，你也需要知道，如果这些渴求真的出现，那你受其摆布的可能性会有多大。但如果你认为单是事实本身就能解决自己的问题并让你无需继续转变行为，那你真是太过天真且过分自信了。费奥多西·多布然斯基（Theodosius Dobzhansky）是一位杰出的乌克兰遗传学家，他曾说："科学家常常有着一个天真的信仰，他们以为，只要能发现足够多的关于某一问题的事实，这些事实就会以某种方式把自己组合成有力的、真正的解决方案。"在这里，这种解决方案便是持续的行动。

因此，似乎正是在一切顺利的时候，你最有可能自以为具有免疫力。这是否意味着你应该总是害怕有所成就，永远不能享受成功？这是否意味着你永远不能重获信心？不，事实恰恰相反，这里的秘密就在自信与过度自信的差异上。

表面上看，过度自信也许只是包含了太多的自信而已。然而，自信和过度自信之间的差异远比相似要多。如果你觉得自己不再需要形成健康的习惯，如果你觉得自己可以单凭一己之力完成抵抗并重返以前的行为方式，这就是过度自信。"只要我能获得有关渴求的足够信息，我就会好起来"，这种信念就是过度自信。过度自信是幼稚的，正是它使我们对免疫力产生了素朴的理解。它极为危险，而且我们每个人都可能会遇上它。过度自信的最极端表现就是傲慢。当涉及渴求和成瘾行为时，许多冲动行为的复发正是由这种过度的自信引起的。

那么，健康的自信到底是什么样的呢？某个正在体验真正自信的人具有怎样的特征？首先，你需要在对付渴求行为方面取得一些真正的成功。通常，某种行为在几天或几周内的改善并不足够。如果从你最后一次屈从于渴求至今已经过去了两个星期，那你确实值得庆祝，你应该感到骄傲并保持这种显著的成效。但如果想获得真正而健康的自信，这往往是不够的。

一种新的行为方式要持续多久才能导向健康的自信呢？对此并没有明确的界限。但是在我看来，这很少能在短短几周或几个月内完成，通常（但并非总是如此）需要花费许多个月甚至许多年的时间。这里的关键就是，在消除渴求行为的过程中保持足够的节制和获得成功并因此而变得自信，但同时也需要始终保持警惕，以免这种自信变得过度。在大多数时候，健康的行为和习惯不再像枯燥乏味的琐事，相反，它们会充满乐趣，变成某种你所期待的东西，这就是健康自信的另一个方面。你可能会发现自己不但被成功本身所吸引，而且也被产生成功的行动所吸引。我们会在第十章中对喜悦、希望和康复进行探究，届时你将对此有更多的了解。在此，我可以给你一点提示：当你为了改变行为和缓解渴求而采取的那些行动本身（正是它们产生了这种积极的结果）总体上让你感到愉快和舒服时，便可以确认你的自信并未过度。我将这视为"位于自信区域以内"。

现在，如果参加团体活动已经成为你一周里的欢乐时刻，成为某种你期待的东西而不是乏味的琐事，那么你可能正位于自信区域以内。如果与人交往并寻求帮助不再是一种负担而是某种你喜欢做的事，你可能正位于自信区域以内。如果你想更多地做（而非尽量避免）那些侧重精神性的事（第六章对此已有描述），那么你可能正位于自信区域以内。并且，由于你在某些时候会比其他时候更想采取这些行动，这确实可以被称作一个区域①。当你面对这些行为，在想做与不想做之间犹豫不决是完全正常的。从渴求中获得自由需要一个过程，但如果你想采取更多的建设性的行动，你便已经位于自信区域之内。为什么呢？因为自信并不是改变你所做的事或是你相信自己有能力做的事。真正的自信是改变你想做的事，而且最重要的是，自信来自本书中所提到的这些行动。它是一种态度的转变，但它并非是对渴求对象的态度的转变，而是对那些有助于解决渴求行为的态度的转变，用匿名戒酒协会成

---

① 这里指的实际上是一个时间性的而非空间性的区域。——译者注。

员的话来说，这就是"活在当下"①。

在十二步团体的会面中，新来的人常常会问："像这样的会面我需要参加多久？"老成员们（即那些已经取得实质性成功和康复的人，他们通常保持了好几年甚至几十年的节制）常常这样回答他们："一直参加到你愿意参加为止，然后再继续一段时间。"这个建议的精髓正是我们讨论过的态度的转变。这就是秘密所在。当一切顺利时，你常常会强烈地认为自己具有免疫力，要想破除这种感觉，真正的解决办法很简单：对你来说，你为获得康复而采取的行动本身将变得和你一开始所渴求的事物一样有吸引力。我知道，在现在的你看来，这是完全疯狂或根本不可能的，可是，成千上万名康复者的经验表明，要从渴求中获得解脱，你需要改变你的意愿（what you want），这种改变正是由你的行动（what you do）所带来的。这是一个在摆脱渴求的过程中让人惊异不已的事实：这个过程能够自我维持并自我推动。人们通过运动来增强体质并改善健康，这就是这方面的一个简单的例子。在一开始，运动只是一件枯燥乏味的事，但它渐渐变成了一种人们因喜欢而做的事，而不是人们不得不做的事。比起结果，行动是一种更好的驱动器，而与此同时，结果也会持续下去。② 行动改变了欲望，治疗带来了更多的治疗，精神性和联系性既是康复的驱动器，也是康复的结果。你将在第十章中对这个极具影响力的循环有更多的了解。

---

① "活在当下"（one day at a time）是匿名戒酒协会的口号之一。这句口号想告诉正处于成瘾戒断康复期间的人们，重要的是把握好今天，在当下保持节制，不要过多担心未来的事。但这并非是在鼓励人们不做打算，而是说，当事情并不如我们所计划的那样发生时，我们应该根据变化重估情境，重新开始，使自己的计划再次"当下化"（actualization），从而真正地"活在当下"。——译者注。
② 要想获得康复，只是懂憬"康复"这一结果本身是没有多大用的，重要的是采取行动，用行动来改变渴求，而且只要行动不断，由此所带来的成效也会一直持续下去。——译者注。

☆ ☆ ☆

在本书中你已经读到过许多这样的例子：那些遭受渴求折磨的人虽然竭尽全力想要"变好"，但他们最终还是在渴求面前做出了让步。这里存在着一个矛盾：当渴求出现时，它们看上去似乎将永远持续；而当渴求消失时，它们看起来则将永不再现。人们一次又一次地屈从于这个恶性循环，始终无法逃脱。在本章中，你已经了解到这个循环极具破环性的一面：遭受渴求折磨的人常常认为自己已经发现了抵制渴求所需的东西，于是便自以为具有了免疫力。正是这种信念使他们变得极为脆弱。在面对渴求时，如果你能一步步认识到自己的盲点，不再一味地相信自己的直觉，那你就能走下这辆自我毁灭的过山车。

CRAVING

第九章

表面不相关决定：怎样用简单的
行动减少渴求

生大材，不遇其时，其势定衰。生平庸，不化其势，其性定弱。

——老子

你的信念会影响你的意愿，你的行为更会造成这种影响。我们已经在第三章中看到，与人们普遍认为的相反，在某些情况下，当你想要之物不可触及时，你实际上便不再那么想要它。我们将在本章中探究，你所采取的一些简单的行动（其中很多看起来都无关紧要）如何对你的渴求产生了实质性的影响。我给出的许多建议看起来甚至有悖直觉，但它们却有科学证据的支撑。请记住，如果你仍处于渴求的煎熬之中，那么你凭直觉做出的反应实际上可能会部分地加剧你的渴求。因此，如果你想战胜渴求，那你有时候需要做一些有悖常理的事。

表面不相关决定

已逝的阿兰·马拉特博士是渴求研究之父，他曾用"表面不相关决定"来描述这样一些行动：在成瘾者看来，他们有时候采取的行动看上去与渴求毫无关联，然而这些行动实际上却导致了复发。这在学术上被称作"隐性前因"（covert antecedents）。马拉特最初使用的例子是有关一位酗酒者的，他保持着节制，但他却因"怕客人顺道造访"而买了一瓶酒。马拉特用表面不相关决定来描述导向复发的行为，但我在这里所说的要更为深入。结果表明，你也可以用许多表面不相关行为来减少渴求，让我们来看看其中的几种。

当然，避免触及渴求对象是至关重要的，特别是在治疗的早期阶段。如果你还没读过这本书，你可能会得出结论说，避免触及渴求对象通常只会让你更想得到它。然而，科学证据表明事实并非如此。

尽管存在例外，但如果你正在努力减肥，那么在脆奶油甜甜圈公司（Kripsy Kreme）找份工作很可能并不是什么好主意。如果你正在努力戒酒，当一名酒吧服务员可能并不是最好的选择。如果正在努力戒赌，你大概应该在远离赌城大道的地方找份工作。在应对渴求时，如果你能意识到自我毁灭行为已经完全无法被触及，这将非常有助于你的成功。实际上，在一项已被视作经典的、由罗杰·迈耶（Roger Meyer）博士所做的研究中，如果酗酒者知道自己不再可能喝到酒，那么，当他们看到、闻到或是触及最喜欢的饮料时，也只有50%的人会对酒精产生渴求。光是"酒精已经完全无法被触及"这个事实就足以减少渴求。行为经济学研究表明，在酒价上涨时也会有类似的效应出现，这就是说，当获取渴求对象变得困难时，这一事实本身就能减少渴求。当然，避免触及渴求对象有时也能增强欲望，但总的来说，"眼不见，心不烦"（out of sight, out of mind）更有可能带来成效。

在另一项针对患有尼古丁依赖症的航空乘务员的研究中，人们评估了乘务员在短途航班途中和长途航班途中的渴求情况。短途航班的航程差不多是长途航班的一半，但无论是长途航班还是短途航班，乘务员对香烟的渴求都会随着飞机临近降落而不断增加，而不会在长途航班的中途增加，这说明，单是戒断期的长短并不能像"感到飞机即将降落"那样很好地预测渴求。我们可以从该研究及其他研究中得出下列结论：环境是极其重要的，并且，无论是计划、期待或是创造机会触及渴求对象，这些行为确实都会增加渴求。

你对自身的渴求抱有何种信念同样能预测你是否会向渴求屈服。在2010年，澳大利亚的研究者尼科尔·李（Nicole Lee）及其同事对214名冰毒使用者进行了观察，并特别关注这些人对自身渴求所持有的看法。最近，我就李的研究请教过她，她解释说，当使用一份名为"渴求信念问卷"（Craving Belief Questionnaire）的调查表时，她在成瘾者对自身渴求的看法以及复发的可能性之间发现了某种关系。也就是说，那些相信渴求本身能对他们及他们的复发风险造成有害影响的成瘾者，更有可能重返吸毒的恶习。根据我的经验，人们一旦意识到渴求虽然严重，但肯定可以应对，仅仅是这种意识就能帮助他们遵循一些能够确保戒断的策略。我衷心地希望你也能获得这样的意识，正是这种信念（而且这还是一个正确的信念）将帮助你远离渴求对象。

同样，虽然你可能会认为远离渴求对象会增加渴求，但研究结果却恰恰相反。无论使用什么方法，你维持戒断的时间越长，你的渴求就会越少。近期，有人对865名冰毒成瘾者进行了四个多月的戒断期跟踪研究，研究显示，随着时间的流逝，渴求出现了清晰而急剧的减少。

当然，光是戒断并不能带来康复，这就解释了为什么当这么多的成瘾者在长期监禁后出狱时，他们甚至还没回到家就又开始吸毒了。一项针对有吸烟史但已维持十年戒断期的吸烟者的研究表明，他们中大约有10%的人仍在不断地渴求着，甚至在多年后也是如此。那些继续渴求着的人往往有着更为严重的尼古丁依赖史以及更多的精神健康问题。戒断虽然十分有用，但这远远不够。其他研究则表明，"非线索诱发的"（non-cue-induced）渴求确实会随时间而减少，而"线索诱发的"（cue-induced）渴求则减少得极慢。（例如，加油站的香烟柜台总是会对康复中的尼古丁成瘾者"说话"不止。）因此，我总是强调，如果你想通过暴露于某个线索或触发器面前来考验自己，那你真的应该重新考虑一下。生活本身已经包含了足够多的考验，你无需再专门考验自己。

任何一种方法都无法适用于解决所有的渴求，然而，许多能够减少渴求的方法却简单得不可思议。看上去，这些方法不可能真的起作用，然而它们确实有效。比如，你只要尽可能生动地想象你最爱做的事，你就会极大地减少对食物和香烟的渴求。一些研究表明，薄荷油的气味能减少对食物和尼古丁的渴求。正念训练同样被证实可以减少渴求和物质使用。另外一些研究还表明，压力会诱发渴求（这并非只与荷尔蒙的影响有关），因此，任何用于缓解压力的策略都将十分有助于减少渴求。

我坚决认为，许多成瘾者是无法通过认知（即思考）疗法来完全抑制渴求的。然而，这些方法也极为有效，它们似乎也在影响着负责奖励的那一部分大脑区域（你在第二章中已对此有所了解）。在一项近期的研究中，可卡因成瘾者试着通过认知疗法来抑制渴求。功能成像研究表明，这些疗法减少了成瘾者伏隔核和眶额叶皮质的活动。这样的结果说明，光是使用基于思考的方法来抑制渴求就能对涉及渴求和奖励的大脑区域产生影响。

如果你不做运动，那当你听到专家们在称赞运动的好处时，你很可能会感到厌恶。若干研究已指出了运动对渴求的有利影响；同时，我的经验也证实，运动确实能够帮助人们。最近，一项小型研究证明，运动能够减少对大麻的渴求，甚至对于那些并不需要大麻成瘾治疗的人也是如此。另一项规模虽小但十分严谨的双盲安慰剂对照研究则指出，每天口服 1 克乙酰左旋肉碱将十分有利于酒精成瘾治疗，三个月后，服用该药的人有着更高的戒断几率。有人认为，这种化合物也与运动带来的有益效果有关。

几十年的治疗经验证实，光是谈论某种渴求就有助于降低渴求的强度并缩短其持续时间。我曾在工作中接触过许多确实不愿意谈论其渴求的人，最后，这些渴求常常会变得更加持久和激烈，更有可能导致复发或是让患者向渴求屈服。这类人普遍认为谈论渴求并不会有所帮助，甚至只会让事情变得更糟。在他们偶尔对其渴求进行谈论时，渴求可能已经恶化。然而，这种恶化可能与一些他们无法回想起来的其他因素相关，或者，这种联系可能会因我们在第三章中讨论过的归因偏差而变得模糊。在这方面有一个极端的例子：酗酒者之所以不愿意参加十二步团体的会面，是因为谈论酒精会让他们更想喝酒。是的，十二步团体的会面因更关注病症或更关注康复而各有差异，但总是建议酗酒者设法参加一些更注重解决问题的会面。因为，对于大多数酗酒者来说，任何一种会面通常都比没有会面要好（当然，例外是存在的）。试问，如果单是十二步团体会面就能让你更想喝酒，那么，在现实生活中，面对遍地的酒吧和喝酒的朋友，你又有何希望呢？对于大多数从十二步康复法中获益的酗酒者来说，重要的是打消这种思维方式并保持参与。

谈论渴求是非常重要的，但是，在错误的环境中谈论它有时会带来更多的坏处而非好处。与某个爱批评人、爱奚落人或是爱对人品头论足的人谈论渴求，这是人们所犯的最糟糕的错误之一。我经常看到，有些渴求者最后终于同意与人讨论，可他们的谈话对象却用厌恶、漠视或者贬损人的评论来回应他们。我并不认为这是一种偶然现象，很多强大的无意识力量可能会驱使你与喜欢妄下评论的人谈论你的渴求，尽管（或者说是因为）这类讨论多半会导致更多的羞愧。正如我们早先所讨论的，羞愧在成瘾中扮演了关键的角色；而上面的这种回应只会加剧羞愧继而强化渴求。不过，总的来说，与人谈论渴求是一个好方法，特别是在这个人能够理解你或是已经经历过渴求的时候。

向某个能够真正理解你的人大声说出你的渴求，这种看似简单的行为有时却能化苦难为成功。当你正处于渴求之中时，如果有人让你给某个充满谅解之心的朋友打一通电话，这对你来说可能会非常困难。或许，这部分是由我们在第二章所描述的前额叶皮质效应所造成的。

因此，"趁没下雨，赶快修理屋顶"这句话同样适用于渴求。如果你平时就有每天与人分享你的目标、成功或是努力（不管你是否受到渴求的困扰）的习惯，你将更容易在渴求发作的时候给朋友打电话。同样（正如我们在第七章中所看到的），在对付渴求时我们可以借助团体的力量来获得成功。许多自助团体和互助团体的成员很久以前就已对此有所了解，因此他们很强调与那些同一战线的人通电话并保持联系的重要性。虽然人们担心这种讨论会触发额外的渴求（这种情况确实会遇到），但由于这种人与人之间的联系会带来巨大的好处，而且团体还可以很容易地达成个人常常不能达成的目标，因此这些担忧也就不算什么了。

"如果我不想它，它就会消失"，虽然这种行为非常简单且富有成效，但是这种认知扭曲同样会妨碍你与他人谈论你的渴求。当你觉得自己真正需要的只是忘记那些自毁行为时，你将不再可能接受下面这个更为合理的建议：简单的行动常常是防止和应对渴求的最好方法。因此不难理解，上面那种强大而危险的信念自然会导致很多令人悲痛的复发或是病态行为的重犯。

防止和应对渴求的策略

帮助他人

戒酒协会的早期成员又一次发现了下面这个关键的结论：帮助他人有助于降低喝酒的欲望。这两件事也许看似毫不相关，虽然帮助他人确实是一件好事，但这与渴求又有什么关系呢？

一项针对195名青少年成瘾者的研究发现，在治疗期间帮助他人能够显著减少物质滥用的恶果。鲍勃·史密斯医生在临终前的告别谈话中说道："我们的十二步团体如果能够洗却浮躁坚持到最后，那么，它们终会被归结为'爱'与'服伺'这两个词。"如同我们在第三章所指出的，爱能驱散羞愧；而对他人的服伺（即助人为乐）能够减少强迫观念和渴求。服伺他人能够减少渴求，这个重要的发现实际上要比戒酒协会的历史久远得多，因此我将其称为"再发现"（rediscovery）。老子在《道德经》中曾说：

圣人不积，既以为人，己愈有，既以与人，己愈多。

所有这些建议都能使你的渴求发生某种改变，但千万别受骗并误认为它们会毫无例外地帮你解决问题。在应对渴求时仅仅依靠助人为乐，这种做法已经导致了许多本可避免的复发。我曾见许多康复中的酗酒者旧习复发，他们要么是咨询师，要么是治疗中心的工作者，要么是成瘾康复中心的医学主任。通常，复发恰恰出现在这些人正不知疲倦地服务他人的时候。一到这个时候他们就会惊讶不已：服务他人和助人为乐竟然没有延缓渴求的出现并防止复发。

在许多类似的事例中，我们可以看到这样一些积极参与康复项目的人，对于工作地点以外的会面或是与康复相关的活动，他们既不会出席也不会参加。他们错误地下结论说，在工作中所做的服务已经足够让他们维持节制。通过对十多个这样的人进行采访，我发现他们常常把自己看作与治疗对象截然不同的人。通常，出席那些有患者在场的康复性会面也会让这些人觉得不自在。于是，他们干脆停止了参加会面，随后便旧习复发了。结果显示，这种情况是如此普遍，以致大多数雇用康复咨询师的人（只要雇主足够明智）都将这种工作看作职业风险。戒酒协会甚至制定了一些指导原则，建议成员们在其工作环境之外进行他们个人的戒酒活动。

我们不能过分强调服侍在康复团体中的作用，虽然在康复团体中，那些已保持节制很长时间的成员们已经注意到，他们要想不断取得成功，诸如冲咖啡、布置椅子、引导会面和会后打扫卫生这些行为，以及其他类型的助人为乐行为是至关重要的。

"如果你想要被尊敬，那就做一些'值得尊敬的'事情吧。"这句话向我们指出了另外一种可以减少渴求的有益行动，尤其适合那些正在遭受渴求折磨的人。由于成瘾者常常受到羞愧的影响，要减少持续不断的渴求和复发，首先就必须解决羞愧的问题。那种与人讨论并分享个人的秘密和弱点而后做出补偿的做法对十二步康复法（其中的第四、第五、第八和第九步）来说之所以至关重要，部分原因就在于此。内疚、羞愧以及多年的自毁行为所滋生的怨恨会以强迫和渴求的形式出现，它们会阻碍人们从成瘾中成功获得康复。（顺便说一下，从某种角度来说，"自毁行为"是一个糟糕的术语，因为它低估了这些行为对他人造成的伤害。）

总的来说，当人们试图解释十二步项目中的各种要素在建立并维持戒断的过程中所起的作用时，这些尝试常常会被误导，它们往往不甚完整、简化过度。这可以从某些成员略带讽刺意味的回答中看出来——"它是怎么起作用的？""它就是起作用。"然而即使如此，在我看来，十二步项目中的一些核心特征还是可以被提取出来并服务于其他正在遭受各类渴求折磨的人。

避免危险情境

避免危险情境，这是另一个对付渴求的有效建议。这个建议最难的地方在于，你也许并不知道什么是危险。如果你相信自己的直觉，那么，让你觉得很安全的一些情境很可能只是因为习以为常而显得安全，但实际上却充满了风险。你也可能被自己的大脑所欺骗，它让你相信，要想知道你能否掌控这些情境，你需要对自己的康复进行"考验"。通常，这些考验并不能顺利进行。这么多的康复项目之所以强调与人分享，之所以强调找到问责伙伴并将自己的想法和计划告诉他，这就是原因之一。你如果想真正弄清哪些东西是不安全的，那你需要对自己的复发进行剖析：在你失控之前发生了什么？你的意识状态是什么样的？有没有其他的环境因素在起作用？

我总是建议患者们自问："我 ASPHALT（焦虑、害怕、担忧、饥饿、生气、孤独或疲倦）① 吗？"你对自己抱有消极的看法吗？或者恰恰相反，你是否想为某事而庆祝？你需要将导致自己重返渴求的所有环境因素都考虑在内，但是你不可能不凭借任何帮助而完成这件事，你需要某个不会妄下评论、具有足够怜悯心的人来真正倾听你的内心，你需要某个足够勇敢的人来告诉你真相。

对某些人来说，要找到这样一个合适的人可能会十分困难。他们冲动地将自己放在易受伤害的位置，不断地让自己的信任被辜负，于是，多年以来他们或许都在不断地告诉自己易受伤害是危险的。如果你觉得人们经常背叛你，如果你觉得"任何人都不可信"，那你可以考虑寻求专业人士的帮助，以便找到合适的人来敞开心扉。

养成健康的习惯

然而，这里还有另外一个应对渴求的好建议：养成新的习惯。你在这本书中处处可以看到，旧的习惯常常会以十分微妙的方式使我们重返渴求并增加渴求出现的几率。一般来说，习惯并不能被遗忘，而只能被替换。你可以将习惯看作磁带上的录音，移除这些录音的唯一办法就是在其上重录。如果

---

① ASPHALT 由焦虑（anxious）、害怕（scared）、担忧（preoccupied）、饥饿（hungry）、生气（angry）、孤独（lonely）以及疲倦（tired）这七个形容词的首字母组合而成。——译者注。

你断定某种特定的行动有助于你从渴求中获得自由，请按计划实施这一行动。比如，每周都去参加同样的会面，每周定时打电话给你的援助者，等等。这会让你更容易从压力和冲动性的影响中恢复过来。尽管这些习惯看上去可能并不必要或是与渴求毫不相关，但无论怎样都去行动吧。

我已经向你提供了一些消除渴求的建议，其中的许多建议听上去可能是表面不相关的。与团体成员建立联系，在他人面前为自己的行为负责，乐于助人……你可能觉得这些行为与从渴求中获得解脱毫无关系，但正如我们上面所指出的，它们无疑是相关的。

建立一种目的感

这里还有另外一个建议：建立一种目的感。这确实能够在减少以及避免重返渴求时起到很大的作用。抱有目的，明确使命，具有清晰的目标，这些都能够激发你的积极性，教会你一些基础的东西并给予你一种聚焦感，从而帮助你对付渴求并与康复项目保持联系。戒酒协会曾声明，其主要目标是让成员保持节制并帮助其他酗酒者获得节制。戒酒协会的教科书《匿名戒酒协会指南》中明确写到：我们的真正目的是让自己适合为上帝和周围的人提供最大的服务。庆典康复的目的则是"组建团体并庆祝体现于我们生命中的上帝的治愈力"。与此类似，以康复为重点的非宗教组织也有一些关于其目的的声明。如果你能建立一种目的感，那么它肯定能在你为了摆脱渴求而奋斗的过程中提供帮助。

以健康的方式满足需要

在本书中，我自始至终都在强调，那些看起来与渴求毫无关联的东西往往正是你必须给予审视或关注的东西。你的渴求之所以依然猖獗不已，一部分原因在于你的大脑已学会选择性地忽略驱动着渴求的那些东西。你为了康复而必须采取的许多行动都是表面不相关的。我们还可以用另外一种方式看待这种现象，这种理解方式能在你建立自己的计划来减少或消除渴求的过程中给你很大的帮助。它建立在下列原则之上：如果你不能以健康的方式满足自己的需要，它们将得到虚假的满足。这往往是指，为了满足需要，你会对某些自毁行为产生渴求。实际上，我向你提供的大多数用于对付渴求的建议都旨在以一种新的、更健康的方式满足这些需要。

如果你想要拥有一份幸福、充足、快乐的生活，那你大致需要以下这些东西。

	身体的	情感的	心智的	精神的
安全	身体安全	情感安全	心智安全	精神安全
同一性	身体的同一性	情感的同一性	心智的同一性	精神的同一性
亲密	身体的亲密	情感的亲密	心智的亲密	精神的亲密
创造性	身体的创造性	情感的创造性	心智的创造性	精神的创造性
冒险	身体的冒险	情感的冒险	心智的冒险	精神的冒险

当你看到上面这张表时，你可能会想："这听起来很有趣，但我真的需要所有这些东西吗？我认为自己只需要食物、庇护处、衣服、水以及爱。我需要情感的创造性或心智的冒险吗？我真的需要身体的冒险以及精神的同一性吗？"如果你真的向自己提出了这些问题，那你大可不必感到奇怪。只要你不认为自己需要这些东西，那么你很可能就不会满足这些需要，然而，即使其中的联系在你看来是表面不相关的，仍将驱动你的渴求。

事实证明，你确实需要心智的亲密。你需要将自己所思考的问题以及看法告知周围的人。如果你在生活中产生了一些想法（关于如何照顾你自己，如何帮助别人，或者什么会让生活变得更有趣，等等），那么你需要与人分享。如果你闭口不谈自己的想法（这确实时有发生，特别是当一个人认为自己的思想毫无价值或是无人会认真倾听自己的时候），那你就无法满足心智的亲密这一基本需要。

与此类似，你需要经历一些情感的冒险。如果生活中的你只是在勉强应付情感，从不让自己冒任何情感风险或是经历各种各样的情感，只知道压抑它们或总是试着严格控制你的感觉，那么，你将不能满足情感的冒险这一基本需要。

你可以用同样的方式来一一审视这些基本需要。我可以向你保证，如果你忽视了这些需要中的任何一个（大多数人忽视了其中的大部分），那么你将遇到严重的问题（尽管这些问题看上去与某种特定类型的需要完全没有关联）。这是因为，如果你不能以健康的方式满足自己的需要，它们将得到虚假的满足。你可以通过在深夜狂吃糖果、毫无节制地赌博、吸烟或放纵其他任何一种不健康的渴求来满足需要。我们都听说过"情绪化进食"（emotional eating），在我看来，这种进食行为很少会是纯粹"情绪化的"。不如说，它是因为无法满足诸多基本需要而导致的结果。

如果你思考一下目前自己对这二十种需要的满足情况（用5分制给它们定级，5分代表得到了极好的满足，1分代表根本未得到满足），你将知道自己首先应该关注哪些需要。挑出那些低于3分的需要，问问自己："我正在做哪些事来满足这些基本需要？为了满足它们我能做些什么？"我的许多工作对象都找到了某些可以用来应对这些未被满足的需要的具体行为。对于某位总是害怕绘画的男性来说（他为自己的身体创造性打了2分），其方法是参加绘画班；而由于身体的冒险这项需要的自评分很低，一位女性决定尝试空中跳伞；对于另一位年轻男性来说，其方法则是鼓起勇气与人约会（因为他害怕情感的亲密）；还有一个人则是报名加入"老大哥节目"（Big Brother program）的志愿者行列。这就是这些人决定拿出的行动，它们并不一定适合你。但是，通过集中力量尽量满足自己的基本需要，他们把自己照顾得非常好。由于他们用健康的方式照顾了自己的需要，他们的大脑和身体无需再试着虚假地满足它们（比如狂吃一顿）。他们重返渴求的次数越来越少，甚至从根本上消灭了渴求。我在本书中给出的大多数建议都旨在帮助你满足许多这类需要。比如，尽管每个人的康复方法并不一样，但出席十二步团体会面或是参加十二步项目可能就是一种能够帮助你满足许多这类需要的办法。

这些解决渴求的方法有一个让人惊讶的特点：如果你不了解其深层次的过程，那这些解决方案看上去可能与你的问题毫无关联。幸运的是，就算你不理解这些过程，这些解决方案实际上也能起作用，你只需要拿出行动即可。但是，如果你想理解这些行动，那你就需要知道其背后的原因。如果你不以有益的方式满足它，那它将会以有害的方式得到满足。无论如何，它也不会被忽略。根据治疗渴求的经验，我发现了下面这个十分显然的、简单得离谱的真理：你的需要确实是必需的。比如说，如果你不用健康的方式获得情感的亲密，那你的大脑将会用一种虚假的方式（可能是吃一杯冰激凌、吸一支烟或是去玩一次游戏机）满足这种需要。你也许能够自控一段时间，但是，最后你将毫无选择的余地。既然需要会以这种或那种方式得到满足，那么你为什么不弄清你的需要并以富有成效、令人满足和健康的方式来满足它们，由此获得解脱呢？

CRAVING

WHY WE CAN'T SEEM
TO GET ENOUGH

第十章

喜悦、希望和康复

你生而有翼，为何竟愿一生匍匐前进，形如虫蚁？

——贾拉尔·阿德-丁·鲁米（Jalal Ad-din Rumi）

现在，你已经看到，自然（遗传学）与后天培养（环境）的结合会导致渴求，并且，大脑的改变将加剧成瘾行为。你的大脑会欺骗你并让你相信一些虚假的东西，这些东西不但与你自己有关，还与你的渴求、与你为了得到满足而必须做的事有关。你的大脑能想出无数种方法欺骗你，借此来破坏你在克服渴求上所取得的成功。

但你同时也知道，你可以采取一些特定的行动来改变自己的大脑，由此缓解渴求并让自己开始体验到一种非凡的喜悦和希望。是的，许多这样的特定行为看上去可能并无必要甚至有悖直觉，但如果你觉得这些行动毫无必要或是毫无意义，那这种感觉恰好会阻碍你做出必要的改变，让你无法摆脱自毁性的渴求。

我们都见过假醉者（dry drunks）① 或是"让人极度紧张的"② 人（其使用纯粹的意志力来抵抗渴求）。通常，这类人要么愤愤不平、充满怨恨，要

---

① 指实际上并未饮酒，却表现出醉酒后的行为和思维方式的人。——译者注。

② white knuckling。——译者注。

么满脸蔑视、怒气冲冲。在许多这样的案例中，当这些人不对渴求做任何抵抗时，他们的朋友和爱人反而更喜欢他们。可这并不代表康复和自由。要让这个过程发挥其应有的作用，光是消除或抵抗渴求是不够的，复原的过程并不只是停止做某件事这么简单。一些人曾从渴求中成功获得了长期而令人满意的自由，据他们中的大部分人称，在构成康复的要素中，只有5%与你停止做的事有关，而剩下的95%则与你开始做的事有关。

正如上文所说，一些人借助宗教获得了康复，另一些人则借用了某种转变性的经验（transformative experience），还有一些人是通过诸如十二步团体或 SMART 康复项目这类团体的援助而获得了康复。可悲的是，各类组织的成员浪费了太多精力来争辩哪种方法更为有效。这使得新成员困惑不已，他不知道自己该相信哪一个阵营，无论他去哪里，一个团体的成员似乎总是会指出另一个团体成员的错误。我的同事马克·威伦布林（Mark Willenbring）是一位医学博士，他也是酗酒问题的权威之一。在一项研究中他得出结论说：超过 2 000 万美国人正处于酒精成瘾和药物成瘾的康复过程中，但他们的康复过程并不完全一样。

虽然人们曾经历对酒精、药物、烟草、赌博的渴求以及强迫性进食、强迫性运动和自毁性行为这些问题的折磨，但最后都用各不相同的方式获得了令人喜悦而满足的康复。如果你是一把铁锤，那么所有的东西看起来都像是钉子。因此，即使各种自助和互助组织的成员在大众面前声称自己的解决方法并不是唯一的，但他们私底下似乎常常认为只有自己的方法才是合理的。

要摆脱渴求和成瘾并获得一种充满喜悦、能够满足愿望以及令人满意的生活，关键是要看淡不相关的事物并找到适合自己的方法。这不一定是要你选择自己觉得正确的道路，通常，你觉得最舒适的方法并没有什么挑战性，也不能促使你做出真正必要的改变。因此，我总是建议患者在一开始就要找到有用的方法而不一定是舒适的方法。在这个阶段，因改变而带来的不适实际上是最为必要的。这就是说，你需要找到已经获得成功的、能够让你信任的人并与他们保持紧密的联系。如果你做到了这些，也就打下了基础，可以真正地敞开自己的心扉并接受你所信任的人的反馈意见。

下面这句话在戒酒协会中非常流行：如果你在刚开始戒酒的时候写下自己期待从康复中得到的一切，当你许多年后打开这张纸条时，会发现你很快就出卖了自己。我一次又一次地听那些从成瘾行为中获得了长期自由的人说，他们依靠自我转变和帮助他人而获得的成功远比他们所能想象的要美好。在大多数情况下，我们对自身能力的低估既不是也不可能是真的，因为我们真正的自己远比我们想象中的要强大。

成瘾型渴求是一种建立在羞愧之上的现象，我们在上文中已经对此进行过探讨。当你感觉"我完蛋了"或"我简直一无是处"时，羞愧便产生了。它是一种毁灭性的力量，会将喜悦、平静和满足消耗殆尽，让人们变得比生病时还要糟糕，甚至让人们无法相信事情会是另外一种样子。换句话说，羞愧摧毁了希望。

我曾见许多人的生活被羞愧所毁，而后又因康复而重建，但无论如何，有一点是确定无疑的：从羞愧中获得康复需要很大的勇气。对一些人来说，你只要告诉他们羞愧是建立在谎言之上的就够了。例如，很多人通过自我肯定而从羞愧的无底洞中获得了一些解脱。可对于大多数深受"羞愧－渴求－羞愧"这一死循环折磨的人，自我开解虽然有用，但却远远不够。

羞愧破坏了喜悦，打碎了希望，摧毁了平静，使人们感到孤独。然而，有一种力量似乎总能一次又一次地驱散羞愧。

到底是什么力量能够驱散羞愧呢？答案看似非常简单，也许还有悖直觉。这就是爱。这种力量能够让羞愧的受害者抛掉羞愧，不断成长，最终发生转变。爱重建了希望，创造了平静感和满足感，使长期性的、快乐的康复成为可能。

利他主义

大多数曾帮助人们从渴求中获得解脱的大型运动，都强调助人为乐以及一种无私感的重要性。就算是那些在消除冲动行为和成瘾行为时很强调自我导向（self-directedness）和自我意志（self-will）的团体，在一开始也是由一些真正以助人为乐趣的人所领导的。对人类同胞的爱，一颗真正愿意服务的心，这不但是康复的核心和消除渴求的关键，也是驱散羞愧的决定性因素。

许多与成瘾行为斗争的人，即使身处满屋子的朋友中，仍会感到孤独。表面上看来，渴求和成瘾带来的孤独有时可能是一种身体上的孤独，但本质上却是一种精神的和情感的孤独。"亲密实际上是'看入我的体内'"（intimacy is really "into-me-see"）——现在看来，这个形象的比喻竟很有道理。在建立亲密关系、联系性并最终获得康复的过程中，让自己"被看见"（像清理伤口一样将自己身上黑暗的、有害的秘密去除）是至关重要的。许多处于康复阶段的成瘾者说自己"得到了清洁"，这种洁净感部分源于那些让人羞愧的、有害的秘密的消失。与信任的朋友达成这种程度的亲密，在一开始会让那些受到成瘾折磨的人感到害怕，但是，随着时间的推移，这不仅会被他们接受，也会成为他们努力追求的一种状态。

不过，康复通常会让人们超越联系（connection）的层面并往怜悯（compassion）的方向发展。对许多人来说，在康复带来的喜悦中含有一种"炽烈的欲望"，这让康复者想与那些仍处于斗争中的人共享他们从转变中所获得的经验。我们在前文中已经看到，利他主义和助人为乐能够促进渴求和成瘾行为的减少。这里，我们却从康复中看到，乐于助人的能力不但是康复的一个原因，而且也是康复带来的一份礼物。对他人的真正同情（sympathy）或者共情（empathy），个体为减少他人的痛苦而做出的艰难努力，这些都是康复的生活所带来的自然结果。

找到本真的自己

当对怜悯和共享精神进行思考时，我想到了约翰·伍尔曼（John Woolman）的故事。约翰·伍尔曼生活在 18 世纪，他是来自新泽西州的一位贵格会教徒，对他来说，他的同伴所做的某些事情并不具有道德意义，这就是奴隶制，这种意识要远远超前于他所在的国家。然而，对伍尔曼来说，仅仅具有这种意识还不够。他的信念是如此强大，以致他拒绝写下任何奴隶卖契，拒绝使用或购买任何源自奴隶制的产品。要知道，这在18世纪中期的美国可不是一件容易的事。

伍尔曼觉得自己有必要用一种引人注目的方式将其他贵格会教徒也吸引到这个重要问题上来。他既不诱使人们改变信仰或与人争论，也不指责或是评价，相反，在二十多年的时间里，伍尔曼从东海岸的一个农场到另一个农场，不断与贵格会教徒进行接触。在这个过程中，他只限于问一些问题，比如，"做一个有道德的人意味着什么"或"拥有奴隶又能代表什么呢?"伍尔曼从18世纪中期开始对其同伴进行这种发问，到1770年，奴隶制几乎已经被完全驱逐出贵格会教徒区，这比美国的其他地方早了整整一个世纪。

约翰·伍尔曼认为，本真、怜悯、勇气和喜悦不是一些孤立的、毫无联系的概念。相反，伍尔曼发现，"忠于自己"为他带来了一种全新的生活，这种生活将怜悯、勇气和喜悦不可分割地联系在一起，并且使其成为了一种高贵的品质。他在很大程度上放下了自私，因此他不再担心别人对他的看法。当别人正被贪婪、自私或恐惧所限制的时候，他却拥有足够的自由来做出正确的事。可悲的是，直到约翰·伍尔曼逝世的那天（1772年10月7日），奴隶制仍然在美国的土地上猖獗。可尽管如此，据那些陪伴着伍尔曼的人的记载，他在弥留之际充满了"因终生致力于追随神圣的牧羊人（the Heavenly Shepherd）而获得的幸福、安乐和美好"。

康复社团曾将莎士比亚的"忠于自己"（To thine own self be true）据为己用，并在这一过程中完全改变了原话的蕴意。忠于自己就是做本真的自己，这不仅带来了康复，而且也是康复的一个结果。如果你不再需要别人的赞同，那这真的可以称得上是一份礼物。老子在《道德经》中写到:

持而盈之，不如其已；揣而锐之，不可长保；金玉满堂，莫之能守；富贵而骄，自遗其咎。功成身退，天之道也。

找到本真的自我，这一行为的惊人结果并不仅仅是让你发现自己是有价值的，它还让你看到，你的本质就是一种价值，并且，怜悯、联系性、本真和爱，这些东西都是你那富有价值的本质的体现。

勇气

我们需要做些什么呢？阿娜伊斯·宁（Anaïs Nin）曾说，一个人的生活会根据其勇气而缩小或扩大。十二步团体的成员就经常提到"做出改变的勇气"。实际上，勇气是康复过程中最重要的一种品质，如果没有勇气，所有其他的必要行动都将变得不可能。如果没有勇气，我们将无法寻获本真。然而，大多数人却从未意识到自己所具有的巨大勇气（毫无疑问，那些在成瘾的重负下挣扎的人也是如此）。一般来说，尽管你会在他人那里看到勇气，但你却是最后一个觉察到自己的勇气的人。我曾在工作中帮助过一些成瘾者和渴求者，我注意到，他们确实会对自己的勇气视而不见。事实上，光是读这本书就是一种勇敢的行为。如果你在读到这句话——"没人会认为读一本书还需要勇气"后暗自思索，那么请你对此加以注意。正是这个告诉你"你并不勇敢"，告诉你"你无法完成这件事"，告诉你"你很平凡"的声音阻碍了你，它让你无法认识并调动自己的勇气，这就是成瘾者思维方式的惰性。

顽固和惰性会加剧成瘾。大多数遭受成瘾之苦的人都十分害怕改变，他们不愿改变自己的环境、惯例和习惯，不愿改变自己观察世界的方式。当然，他们确实想改变孤独、痛苦和羞愧，但他们似乎无法付诸行动，无法坚持到底。讽刺的是，遭受渴求之苦的人越是排斥改变，其行为和病痛就越会不断地改变其生活，这类改变恰恰最为有害。他们的顽固实际上加剧了自毁行为。对于贪食成瘾者来说，这可能是体重的增加；而对于赌博成瘾者来说，则可能是破产的到来。可无论如何，拒绝灵活应变或是墨守成规都会带来某些改变，它们比人们竭力想避免的那些改变还要糟糕。

康复需要灵活应变。处于康复中的人总会不断适应新环境、新事物。他们愿意接受新的行为方式并用全新的眼光看待一切，最终，他们将用全新的方式体验生活。他们意识到了环境的重要性，愿意接受新观点并挑战自己。他们用全新的方式规划生活，让自己无法再固步自封。他们拒绝相信自己已经弄明白了一切，相反，他们总是想更多地了解自己和他人。他们仿佛正在一部下行的电动扶梯上往上走，如果停下脚步，他们将向后退去。许多处于康复中的人都将康复看作一个过程或一段旅途，它不是某种已经完成的东西，而是一种能够挖掘万物之新奇性的能力，就算是对熟悉的事物或看似平常之物也是一样。

19 世纪的美国诗人沃尔特·惠特曼（Walt Whitman）曾在《自我之歌》（*Song of Myself*）中写到：

Do I contradict myself ?（我自相矛盾吗？）

Very well then I contradict myself,（很好，我的确自相矛盾，）

（I am large, I contain multitudes①.）（我辽阔无边，我包罗万象。）

对于那些正在逐渐摆脱与渴求相关的自毁行为的人，他们可以怀有对立的观念却不会因此出现分裂，他们可以说："我做了一件自己不想做的事，但我并不因此就是一个坏人。"他们承认，事情远比表面看上去的更令人惊叹和复杂，但与此同时，他们也能够看到事物简单的一面。他们发现，在每一天里都有许多机会以新的、更为丰富的方式去观察并体验生活，不管这些新体验是否与他们昨日确信不疑的东西相背离。

我曾经强调，联系对于精神性来说是至关重要的。那么，怎样才能建立联系呢？用几分钟时间，想想你遇到的某个成熟的、与你关系亲密的人，问问你自己，是什么让你们走到一起？你是否会回答自己："她从不犯错，所以我想跟她做朋友？"当然不会。在大多数情况下，我们是因自己的瑕疵、不完善和所受的伤害而与他人建立联系。否认自己所遭受的折磨和痛楚不仅是一种不真诚的行为，更会导致悲剧。我们本以为只要略去自己所受的伤就能够获得某种喜悦，可这种否认行为却无法让我们得到喜悦，这就是悲剧所在。厄尼·库尔茨（Ernie Kurtz）是《不完善的修行：叙事与对意义的探寻》（*The Spirituality of Imperfection：Storytelling and the Search for Meaning*）一书的作者，他在书中写到：

不完善的修行指的是什么呢？它指的是，修行的第一步就是直面自己，看见真正的自我：迷惑不堪、自相矛盾、不完整、不完善。人是有缺陷的，

---

① 原句中的"multitudes"一词，严格来说应译作哲学意义上的"多"，与"一"相对。此句意指自我的统一性中所包含的多样性，即由于自我之大，以致能够包容各种相互矛盾之物。——译者注。

这是关于人类的首要认知。矛盾的是，在这种不完善之中，我们找到的并不是绝望而是喜悦。因为只有当我们接受了自己并不完善这一现实后，我们才能找到内心渴求已久的平静和安宁。

康复之所以能带来喜悦，很大一部分原因在于我们承认了自己的不完善。这并非什么新观点，老子早在 2 500 年前就说过："曲则全，枉则直；洼则盈，敝则新。"要想获得自由，唯一的办法只能是放下你的需要，不再执着于完美，不再执着于正确无误。

学会放手

因此，康复的过程是一个放手的过程。在十二步团体中常常可以听到这句话："放手吧，让上帝主宰一切。"放手既不符合直觉，也不是某种自明之物。通常，对那些阻碍自身成长的事物，我们的本性趋向于紧抓不放。我想起了一个故事，不，应该说是两个虽然相隔四十五年却几乎一模一样的故事。第一个故事讲的是 1949 年发生于蒙大拿州的曼恩峡谷野火事件。第二个故事则关系到 1994 发生于科罗拉多州的南峡谷野火事件。1949 年，13 名消防员失去了生命；1994 年，又有 14 名消防员葬身火海。通过对这两起事件的科学分析，人们发现：死者之所以失去了生命，是因为当火势蔓延急需撤退时，他们不愿丢下自己的工具——他们不愿放手。实际上，自 1994 年以来，还有更多的消防员因同样的原因而失去了生命。类似的悲剧也发生在战斗机飞行员身上。这一原理甚至被用于解释从体育运动到商业领域在内的一切表现不佳的情况。

林恩·伊莎贝拉（Lynn Isabella）博士曾是我的导师之一，她是弗吉尼亚大学工商管理专业的副教授。她指出了消防员之所以不愿丢下工具的十个原因。在这里，我不打算对此一一进行回顾，但其中的某些原因值得一提。

第一，通过紧握自己的工具，消防员能够维持一种控制感。我们在上文中已经对认知偏差有所了解，我们也知道为什么维持一种控制感是如此重要，以至于人们有时会不惜牺牲生命来保持这种感觉。

第二，消防员不知道如何用另一种活动来代替当前的活动。"如果我丢下工具，如果我放手，那么，我又该做些什么呢？"使人们犹豫不决的常常是那些再熟悉不过的事物。人们会执着于自毁行为，因为他们既不知道还能怎样做，也未尝试过另外一种做法。

第三，许多消防员都因守着一种核心信念："我们是自己的工具。"早期康复阶段的患者常常说，他们害怕改变，怕会因此而迷失自我。正如我在上文中所指出的，这是一种扭曲的信念，因为我们远比自己所能想象的要复杂。

当然，这些勇敢的人之所以不愿意放下工具还有其他的原因：他们不相信通知其撤退的传令员，或者他们不愿承认失败。

然而，下面这个原因才是真正的症结所在：消防员们认为，丢下自己的工具只会带来微不足道的改变，这根本不足以产生真正的影响。据估计，在1949年的事件中，如果消防员们丢下工具，他们每秒就能多向前移动20厘米。这看上去确实微不足道，不是吗？但是，如果能够移动80米的话，他们本可以逃过一劫，可遗憾的是，他们最终只移动了79米。

在那些不断挣扎着想要摆脱渴求的人那里，同样的现象也一再出现。他们总是说："这不会产生任何影响，这太微不足道了。""我真的需要每天都打电话给××吗？""我真的需要向××袒露我所有的秘密吗？"许多渴求者不愿意放下阻碍他们前进的事物，于是最终停留在了离安全只有 1 米远的地方。用戒酒协会的话来说，他们"在奇迹降临前的十分钟选择了放弃"。

不要低估放手的力量，在全新的康复之旅中，你的行为将帮助自己放下一些东西，于是，你不再需要总是做到正确无误，不再需要掌控一切，不再需要取悦他人，不再需要知道所有的答案。我们在上文中已经看到了习惯的力量，我们知道，习惯会像沟槽一样越来越深地被刻入表面之下。放手有助于你养成新的习惯，它可以帮助你采取新的行动，以此促进你不断成长和康复，并最终消除重返渴求曾对你的生活造成的有害影响。

☆ ☆ ☆

我在工作中已接触过成千上万的人，并从中收获了下列经验：阻止你摆脱渴求的东西多半与你的思想有关，但要改变思想，你必须首先改变行为。康复是一段持续终生的旅途，它需要的正是行为的改变。

我衷心希望你能在康复之路上不断前进。如果你发现了能够帮助他人的东西，我将愿意倾耳聆听。

附录一　为克服酗酒和成瘾寻求帮助

你是否因自己的酗酒或吸毒问题而担心？这些问题是否对你生活中的某些方面产生了负面影响？你是否已决定戒酒或戒毒，却又不知该如何进行？下面给出了一些能够帮助你的信息。

- 访问 AA. org 或 NA. org 网站，找到有关匿名戒酒协会或麻醉品成瘾者匿名协会的会面和信息。点击会面搜索器（meeting finder）以定位你附近的会面。开放式会面会对任何人开放，但封闭式会面只接受那些想要戒酒或戒毒的人。至于哪种会面适合你，你可以自己拿主意。

- 酗酒者和成瘾者的家庭成员们可以参加酗酒者家庭及友人协会或麻醉品成瘾者家庭及友人协会（Nar- Anon）的会面。这类会面可在 al- a- non. org 和 nar- anon. org 网站上找到。

- 如果你是一名青少年，你的亲属有酗酒或其他成瘾问题，那么你可以从青少年互助会（Alateen）得到帮助。请访问 www. alateen. org 以获取更多信息。

- 有些康复项目是以基督教为基础的。对此类项目感兴趣的酗酒者和成瘾者可能也会对庆典康复项目感兴趣。请访问 www. celebraterecovery. com 以获取更多信息。

- 如果你想对酒精成瘾或其他药物成瘾有更多的了解（包括酒精对健康的影响，未满法定年龄者的饮酒问题，暴露在酒精环境下的胎儿会出现的问题以及其他话题），你可以访问 www. niaaa. nih. gov/publications 以获取来自美国国家酒精滥用与酗酒研究院（National Institute on Alcohol Abuse and Alcoholism，NIAAA）的手册、简要说明、视频以及其他教育材料；或访问 www. drugabuse. gov 以获取来自美国国家药物滥用研究院（National Institute on Drug Abuse，NIDA）的资料。一般来说，这些出版物都有证据的支撑，其信息量大且具有很高的质量。

- 物质滥用和心理卫生服务部（Substance Abuse and Mental Health Services Administration，SAMHSA）为那些想接受酒精滥用治疗和药物滥用治疗的人提供了一个在线的治疗定位器（treatment locator）。你可以在 findtreatment. samhsa. gov 网站找到该定位器。

酒精使用障碍鉴别测试

酒精使用障碍鉴别测试（AUDIT）是一种筛选检查工具（screening tool），该测试由世界卫生组织所创，包含一份简短的调查表。你既可以用它做自我测试，又可以用它为你的家人和朋友测试，以便确定某人是否有潜在的危险饮酒行为，是否有进行咨询和（或）接受治疗的必要。你可以在 www. integration. samhsa. gov/AUDIT_screener_for_alcohol. pdf 的网页上找到该测试。

- 当测试分数为 8 分或以上时，表示存在危险饮酒行为或问题饮酒行为。
- 当测试分数为 15～19 分时，表示可进行简单的咨询或寻求他人的帮助。
- 一般来说，当测试分数为 20 分或以上时，表示测试者应该寻求治疗。

关于饮酒问题

www. AboutMyDrinking. org 也是一个有用的资源，这是一个由黑兹尔登（Hazelden）提供的免费在线筛选检查工具。该网站不仅提供了一些资源、产品和服务的链接，以帮助你缓解或彻底消除酗酒和吸毒问题，还提供了治疗和康复服务。

附录二　针对各种渴求的具体建议

本节包含如何对付香烟、酒精、麻醉品止痛药（针对遭受慢性疼痛的人）、糖类、巧克力、赌博和网络等各种渴求的一些具体建议和信息。在一开始的时候，你可以试试其中的一些建议，直到找到一两种适合你的方法。其中的一些技巧需要你花费很长时间才能成为自己习惯的一部分，因此你必须坚持下去。这些建议也许会对你有所启发，让你创造出一种健康的、真正属于自己的渴求应对之法。

▎香烟

你正在努力戒烟吗？如果你正在戒烟，下面给出了一些主动出击的策略，你可以用它们来预防或减轻你对香烟的渴求。

- **确定一个戒烟期限。** 注意，现在就是行动的最佳时机。
- **将戒烟期限告诉你的朋友、同事以及爱人。** 如果你旧习复发，这些人所说的话可能会让你难堪，但请记住，真正的朋友将会支持你而不是诋毁你。
- **将与吸烟有关的所有物品移出你的家、办公室、车以及任何你会去的地方。** 这些物品包括烟灰缸、香烟、打火机、火柴盒，甚至是有香烟标志的一切东西。清洗你的衣物以除去上面的烟味。同样，你的车也需要清洗。请记住，你是一个不吸烟的人，不吸烟的人身上不会有任何烟味。

- **服用戒烟药**。你可以有很多选择，既可以选择非处方药（例如，尼古丁口香糖和尼古丁贴片），也可以选择处方药（例如，Zyban 和 Chantix）。这些药品并非没有风险，在服用它们前请务必咨询医生。但是，请记住，服用戒烟药的人成功戒烟的几率明显比其他人高出很多。

- **改变你的习惯**。如果你曾与同事们在一起吸烟，那么请让他们知道你将不会再加入他们，并请他们不要再邀请你抽烟。不要经常出入那些允许吸烟的场所。在开始戒烟的头几天或头几个星期里，别让自己独处太长时间。如果跟你在一起的人能够支持你的戒断行为，那自然再好不过了。

- **选定一个问责伙伴**。理想情况下，这应该是一个充满信任、不妄加评论的朋友，他（她）愿意在艰难时刻向你提供情感上的支持。他（她）可以是某个已经成功戒烟的人。问问他（她）是否愿意与你一起定期检查问题所在，问清你是否能够打电话给他（她）。

当对香烟的渴求来袭时，试着用下面的一种或几种方法来控制自己。

- **改变环境**。比如，如果你正在某个酒吧，马上回家。如果你正处于高压力的地方或情境中，请马上离开。

- **寻求帮助**。打电话给你的问责伙伴或是朋友，告诉他们你正处于渴求之中。记住，你的朋友并不需要知道怎样帮你解决问题，事实证明，仅仅是分享渴求就能够使它减弱。

- **分散注意力并做点别的事。** 理想情况下，这应该是一些富有成效的活动，比如，外出散步、运动、打扫屋子或是阅读，即使是某种机械的活动（比如，嚼口香糖或是看电视）也比吸烟好。

- **写下你的渴求。** 如果你写下自己的感觉、自己所做的事以及自己每次渴求香烟的时候正在发生什么，你就会开始注意到某种模式。这将有助于你在渴求再次出现时及时地制订对付它们的计划。

- **提醒你自己：所有的渴求都会平息，并且，大部分渴求只会持续几分钟。** 如果这对你有用的话，你可以在一张索引卡上写下这个建议并将它放在钱包里。

- **拿起这本书并重读第十章的内容，从中获得希望和启发。** 或者，你也可以另找一本富有启发性的书。如果你把注意力集中在那些积极的事情上面，这将有助于减少你的渴求。

- **进行正念冥想或其他放松行为。** 人们已经无数次证实，减压疗法能够缩短渴求的持续时间并降低其强度。找到适合你的方法，行动吧！

▎酒精

如果你正处于酒精成瘾康复过程中，不管你是因为个人的或健康的原因而尝试戒酒，还是仅仅只想减少饮酒量，下面的方法都能帮助你对付酒精渴求并避免复发。

- **离开可能触发渴求的情境。** 在戒酒的早期阶段，渴求是非常普遍的，我们有时候无法找到任何触发因素。通常，最好的办法是离开这一情境（不管是在家中、办公室，还是在朋友聚会上），事后再试着弄清楚渴求的触发因素。

- **打电话给某人或与某人交谈。** 谈论渴求能够降低其出现的频率和强度。记住，你的交谈对象并不需要为你解决问题，他们只需用心倾听即可。总有人愿意就渴求问题与你展开详细的讨论，请把这些人的号码存入你的手机通信录。

- **参加团队会面。** 选择适合自己的团体并尽快找到志趣相同的人，从中获得援助。

- **吃、喝、休息、联系。** 我在上文中提到，ASPHALT 会带来极坏的结果。要抵消这些已知的渴求触发因素，你应该尽可能地吃好、喝好、休息好，并与健康的、能给予你支持的人保持联系。

- **将你戒酒的原因列成清单并把它放入钱包。** 你应该经常读读这些原因，时刻提醒自己，而不是只在渴求发作时才去看它们。

- **分散注意力并做点别的事。** 理想情况下，这应该是一些富有成效的活动，比如，外出散步、运动、打扫屋子或是阅读，即使是某种机械的活动（比如，嚼口香糖或是看电视）也比吸烟好。

- **写下你的渴求。** 如果你写下自己的感觉、自己所做的事以及自己每次渴求香烟的时候正在发生什么，你就会开始注意到某种模式。这将有助于你在渴求再次出现时及时地制订对付它们的计划。

- **提醒你自己：** 所有的渴求都会平息，并且，大部分渴求只会持续几分钟。如果这对你有用的话，你可以在一张索引卡上写下这些建议并将它放在钱包里。

- **拿起这本书并重读第十章的内容，从中获得希望和启发。**或者，你也可以另找一本富于启发性的书。如果你集中注意力在那些积极的事情上面，这将有助于减少你的渴求。

- **进行正念冥想或其他的放松行为。**人们已经无数次证实，减压法能够缩短渴求的持续时间并降低其强度。找到适合你的方法，行动吧！

- 记住，这些建议有可能不会立即生效。酗酒会欺骗你，它会阻碍你做出任何行动。一旦渴求停止（如果可以的话，在渴求停止之前），你就应该开始争取实际的康复行动。只有这样，你才能提前预防渴求。这也正是本书的宗旨所在。

麻醉品止痛药（针对遭受慢性疼痛的人）

针对那些遭受慢性疼痛并想用其他方法来应对疼痛以减少使用或停止使用麻醉品止痛药的人，下面给出的建议可以帮助你。

- **动起来。**静坐不动，这是促使慢性疼痛恶化的最大的风险因素。与那些保持不动的人相比，保持活动的人所遭受的慢性疼痛会更少。如果你不确定哪些活动对你来说是安全的，可以问问你的医生。

- **睡一觉。**有关睡眠和慢性疼痛的研究清楚地表明：睡眠不足会使慢性疼痛恶化。如果你不知道怎样睡个好觉，你可以试试梅奥诊所（Mayo Clinic）给出的建议：www. mayoclinic. com/health/sleep/HQ01387。研究显示，在治疗失眠症方面，简单的行动比安眠药更有效。这是不是太容易了，以致让你不敢相信？可研究恰恰证明：认知—行为法在改善睡眠方面的效果可媲美安眠药，长期来看，它甚至可能比安眠药更有效。

- **记住，从长远的角度看，麻醉品止痛药只会让你更容易感受到疼痛。**对此有一个花哨的医学术语：阿片类药物诱发的痛觉过敏（opiate-induced hyperalgesia）。从长远的角度看，如果你能在医生的建议或协助下做出努力，减少或消除你对麻醉品止痛药的依赖，确实能改善你的痛阈。

- **缓解压力。**事实已无数次证明，压力会使慢性疼痛恶化。承受较多压力的人也倾向于服用更多的麻醉品止痛药。缓解压力能够让你更容易地逐渐停用止痛药（当然，这要在医生的监督下进行）。

- **与他人联系。**我们在第七章中探讨了团体的力量，这对治疗慢性疼痛同样有效。供你选择的团体非常多，你可以从美国慢性疼痛协会（American Chronic Pain Association，ACPA）开始寻求帮助。请访问 www. theacpa. org 以获取更多信息。

- **做你爱做的事。**如果你的业余爱好和兴趣不会对你造成危害（你的医生会为你做出判断），那么，保持投身其中能为你减少疼痛。

- **减少饮酒量或停止饮酒。**酒精会使慢性疼痛恶化并与止痛药产生某种相互作用，长此以往，它会使疼痛变得更加严重。酒精还会扰乱睡眠。在应对慢性疼痛的过程中，良好的睡眠是减少疼痛的有效保障。而且，饮酒会使戒除麻醉品变得更加困难。

- **问问医生你是否可以停用麻醉品止痛药。**如果可以的话，你应该戒除对这些药物的依赖并遵循本书中给出的建议，这将极大地减少或消除你对成瘾型止痛药的渴求。

糖类

摄入过多糖分会引发很多健康问题，包括体重增加、心脏病、肥胖、蛀牙和抑郁等。如果你有健康问题或疾病，请与你的医生或营养师取得联系，以便确认这些建议（有关如何减少糖分摄入量并对付糖类渴求）是否适合你。

- **停止吃糖以及精制糖。**这是所有建议中最难做到的一个。你可能要经历一段戒糖期，并且，尽管每次渴求一般只会持续数分钟，但你却需要几周的时间来控制它。如果可能的话，你应该避免接触白色粉状物。因为它们看上去太像可卡因了，对于渴求糖类的人来说，这类东西同样具有成瘾性。

- **从天然而不是加工食品中获得健康的糖类。**举个例子，吃橙子要比喝橙汁要好，而且，纤维还能填饱你的肚子。

- **食用大量蔬菜。**每天吃 6 ~ 12 份蔬菜。这听起来可能很多，但是，你已在本书中了解到，对付渴求更多地涉及你开始做什么而非你停止做什么。如果你每天吃 6 ~ 12 份蔬菜（试着让这些蔬菜包含尽可能多的颜色：橙色、绿色、黄色、红色），你对糖类的渴求将会减弱。

- **食用复合糖而非精制糖。**比起白面粉，全谷粒（诸如藜麦、燕麦、全麦或卡姆小麦）更能维持平稳的胰岛素水平。全麦比小麦更健康，但如果你有麸质过敏症之类的问题，那可能需要咨询一下医生或营养师。

- **每天吃五顿或六顿非正餐**。对于渴求糖类的人，每天多次而少量进食要比丰盛的一日三餐更有益于身体健康。

- **食用健康的脂肪，避免不健康的脂肪**。别害怕你的饮食中含有脂肪。橄榄油、坚果（比如杏仁）以及鳄梨都是含有健康脂肪的食物。提醒一下，花生不是坚果而是豆类。如果你正在努力减肥，那么请记住，每日的坚果食用量必须限制在一小把内。

- **每餐都摄入蛋白质**。蛋白质，特别是瘦肉中的蛋白质，确实有助于减少对糖类的渴求。

- **对你的饮食以及食品杂货购物单做计划**。如果你能写下自己的目标和计划，你将有更大的机会成功。永远不要空着肚子去食品店购物。当你身处食品店时，尽量让自己待在货架外围，别走到货架间的过道里去，因为很多可能诱发你渴求的食品都被摆在了里面。

- **与他人联系**。对渴求糖类的人来说，有许多团体（无论是十二步类型的团体还是其他类型的团体）都能够对你有所帮助。暴食者匿名协会就是一个例子。请访问 www. overeatersanonymous. org 以获取更多信息。

- **向他人学习**。要寻找关于健康饮食的建议，我推荐 www. fitnessandfuel-la. com/blog。如何用更健康的食物来应对对不健康食物的渴求？针对该问题，网站给出了一些非常好的建议。这个博客非常棒，两位博主很清楚地知道自己该怎样才能做出更健康的选择，他们的方法特别适用于对付糖类渴求。

巧克力

对巧克力的渴求比对糖类的渴求更为复杂。研究表明，这是一种很特别的渴求，它在女性中更为常见，而且不能完全用巧克力的甜味或是其中含有的糖类来解释。我们在上一节中针对糖类渴求而给出的建议可作为本节讨论的基础，它们能帮助我们应对对巧克力的渴求。下面是一些额外的建议。

- **针对经前时期做计划。**很显然，这一点只适用于女性。比起男性，女性更容易对巧克力产生渴求，并且，一些研究表明，对巧克力的渴求更多地会在临近经期的时候达到高峰，并会在整个经期持续几天。所以请把巧克力清理出你的视线，用更健康的食物来填饱肚子。

- **记住，从生物学角度看，你对巧克力的渴求更多的是一种对吃巧克力的感觉的渴求，而不是对某种生物学效应的渴求。**研究已经表明，人们首先渴求的其实是巧克力所带来的感觉（味道、质感、气味），其次才是巧克力中的化学成分（比如黄嘌呤）所产生的效果。这就是说，如果渴求已经变得特别严重，那你可以用本书给出的其他建议来应对它们。此外，你还可以吃一小块无糖的黑巧克力，这是一个万不得已的办法。

- **与所有渴求一样，耐心等待其结束。**对巧克力的渴求会让人觉得它们持续了一生之久，可尽管如此，它们往往一次只会持续几分钟。与其向渴求屈服，不如分散你的注意力，打个电话给某人，吃点更健康的小吃，或是遵循本书给出的其他建议。

- **应对你的压力**。压力和渴求是紧密相连的，对巧克力的渴求也是如此。在你的压力掌控你之前先掌控它吧。

- **服用镁**。向你的医生问清楚，服用镁对你来说是否安全。但是，据一些研究显示，发生在女性经期前的巧克力渴求可能与缺镁相关。螯合镁的补充可能会对此有所帮助。服用前，请先向你的医生咨询合适的剂量。另外，黄体酮在应对巧克力渴求方面也有着一定的作用。

- **对巧克力的渴求并不会伤害你**。也就是说，如果你并不是一个会大吃大喝的人，那么就算你屈服于对巧克力的渴求，人们也能够接受你的选择，只要你在这么做的同时不损害自己的健康目标和健身目标就行。

| 赌博

对于那些赌博成瘾的人，下列建议能够帮助你戒赌并对付渴求。

- **戒烟**。研究表明，对赌博的渴求与吸烟密切相关。但研究也表明，诸如尼古丁含片和尼古丁贴片之类的尼古丁替代疗法是安全的。

- **避免线索物及触发器**。很显然，正如我在书中指出的，对于那些会勾起你的渴求的事物，你没法一一避免。但是，与触发器保持距离是很重要的，在早期康复阶段更是如此。赌博成瘾领域的新研究表明，你的眼睛和注意力会非常固执地转向那些与赌博有关的事物，这些自动的（同时也是无意识的）反应会增加你的渴求，让你更有可能向渴求做出让步。

- **考虑服药**。纳曲酮和阿坎酸均被用于治疗药物成瘾和酒精成瘾。作为治疗强迫性赌博的药物，虽然它们并未得到美国食品与药品监督管理局的认可，但越来越多的研究正在鼓励使用它们，特别是纳曲酮。问问你的医生这种药物是否适合你。

- **利用团体的力量**。正如我们在第七章所探讨的，在应对渴求时，团体确实能发挥作用。匿名戒赌协会（GA）是一个十二步团体，它曾帮助许多强迫性赌博者恢复了健康。对于那些有赌博问题的人，我总是建议他们去回答戒赌协会提出的二十个问题，以便其更多地了解赌博对生活造成的影响。你可以在戒赌协会的网站（www.gamblersanonymous.org）上找到这二十个问题。协会有一个名叫"压力释放"的专门化系统，它能帮助你用合理的、有助康复的方式来处理赌债。

- **让你的家人知道赌博者家庭及友人协会（Gam-Anon）**。这是一个特别针对赌博成瘾者的家人而建立的十二步团体。请访问 www.gam-a-non.org 以获取更多信息。

- **改变环境**。如同大多数渴求的情况一样，赌博成瘾者经常受到环境的影响。他们难以解释这些影响，往往只有在事后才能理清头绪。如果你正身处某个让你重返赌局的情境，那么，你可以考虑离开，然后与某个援助者取得联系。

- **身上的钱只要够买日常必需品即可，勿随身携带大量现金或银行卡**。在渴求发作的时候尽量阻断你的资金通道。

- **对自己的行为负责**。你可以暂时让某个你绝对信任的人来掌管自己的资金，同时让家人知道你的交易情况。这种方法能够让你对自己的行为负责。如果你不能合理地解释你为何需要钱或是为何要取款，那么，他们便会知道你可能正处于麻烦之中。

- **应对你的压力。**我们在上面几个小节中给出的建议同样有利于缓解对赌博的渴求。睡眠、压力和情绪都会对这种渴求造成影响。如果它们已成为你的问题，快想办法解决它们吧。

- **设立防护措施。**找一个问责伙伴，请他屏蔽掉你电脑上的赌博网站并注销你的赌博账号。设置电子邮件过滤器，防止赌博机构和赌博网站联系到你，或者，最好换一个电子邮件地址。如果你是与同伴一起赌博，那么，告诉他你不会再次参赌。如果他向你施加压力，他就不是你真正的朋友。关闭你的信用卡账户，并在你的信用档案上设置诈骗警告①，这会让你在获取信贷时必须再经历一个额外步骤。

- **推迟赌博。**请记住，所有的渴求都是短暂的。如果你能够分散注意力，打电话给某个朋友，做点健康有趣或是让你高兴的事，你很可能会避免复发并获得成功。

网络强迫症

大多数人都在使用网络。然而，如果你发现自己不愿坦白上网情况或是偷偷使用网络，如果你发现在上网时损害了自己的价值或是因自己的网上活动而感到羞愧，或者，如果你连续上网几个小时，不吃不喝，不与任何人说

---

① 诈骗警告（fraud alert）可以防止盗用身份信息的人恶意刷卡，从而保障了信用卡持有者的利益。——译者注。

话，感觉自己如同身处一个"气泡"之中，那么，你多半是患上了上网成瘾症。特别要说的是，如果你与他人的关系、你的工作或学习正受到上网的不良影响，那你极有可能患上了上网成瘾症。上网强迫症也会产生耐受性、戒断期和渴求，并且，它具有所有那些可以在其他类型的成瘾中找到的主要特征。

尽管上网成瘾症尚未被正式诊断为成瘾，但我已见过许多这样的例子，其症状在某些情况下会变得极其严重。有时，你首先需要彻底脱离网瘾，这同药物成瘾或酗酒的道理是一样的。一旦你下线，我们便可按照下面这些建议重新让你使用网络，这应该是一种安全而恰当的做法。但是，如果你再次失去了控制，你可能需要更多的离线时间和更多的支持。在某些情况下，你可能需要完全脱离网络；而在其他情况下，你则需要避免使用某个应用程序、设备或是网站。当然，要确定你到底属于哪种情况，唯一的办法只能是找到一个问责伙伴并做出尝试，这样，你便可以知道自己到底是需要控制上网还是彻底戒网。

大学生由于离开了家庭，有着大量不受监管的、松散随意的时间，几乎可以毫无限制地使用网络，因此在这方面，他们似乎比其他群体更容易陷入上网成瘾之中。大学的咨询项目目前已开始向这些学生提供支持。如果你认为自己也有同样的问题，那么，下面就是一些能够对你有所帮助的建议。如果控制上网未取得预期效果，那你可能需要跳过这些步骤寻求帮助，以让自己彻底戒网。

- **找到一个问责伙伴。**允许某个你信任的人使用你的电脑并看看你都在做些什么。这能够帮助你抵抗诱惑，避免被吞没在网络成瘾的麻木世界中。同样，如果有一个你信任的伙伴能够帮助你经常更换家中的Wi-Fi 密码，这也会对你有所帮助。我认识一位母亲，她每天只在孩子们做完作业之后才告诉他们家里的 Wi-Fi 密码。

- **在问责伙伴面前真正对自己的行为负责。**如果你患有严重的上网强迫症，你可以请你的伙伴保管你的电脑或密码，并且只在这位伙伴在场的时候才上网。

- **让你的笔记本电脑的电池耗尽电量。**不要给你的笔记本电脑接通电源，这将有效地限制你的上网时间。

- **避免线索物及触发器。**正如我在书中其他地方所指出的，你显然无法一一避免那些会让你联想到渴求的事物。但是，如果你能把电脑放远一点，这已经是一个好的开始了。

- **抛弃智能手机。**如今，要找一部简单的手机实非易事，但请相信我，这类手机仍然存在。如果你抛弃智能手机，那么，这将不得不限制你的上网时间。

- **把注意力放在线下关系上。**转移你的注意力，与现实生活中的几个朋友做些事情，例如，喝杯咖啡，散散步，做些户外活动，甚至只是通个电话也好。别再把电脑当作你与他人联系的媒介，这样，在你想与他人取得联系时，就不会总是想到上网。

- **发现你的业余爱好。**如果你没有任何业余爱好，问问你的朋友或家人们喜欢做什么，你也可以尝试着去做。

- **试试本书中的其他建议。**比如，参加某个针对有类似问题的人而建立的互助团体；将注意力放在帮助他人上；让你的身体动起来；与他人谈谈你的问题并且记录你的行为。很快你会发现，贯穿本书的那些建议将非常适用于对付你的上网强迫症。

最后再作一点补充：大多数与网络或电脑相关的强迫症都可被归入我在下面列出的几个类别中。由于各类强迫症彼此相异，因此它们需要专门的治疗手段。例如，网络赌博成瘾者可以从赌博成瘾疗法中获益；强迫性网购者也许需要交出自己的信用卡；而网游玩家则可能需要注销其游戏档案。与网络或电脑相关的强迫症包括下面几类。

- 色情影像及文字、网上约会、色情短信/网上调情、聊天室/网络摄像机，以及其他形式的假亲密关系（pseudointimacy），不管这种亲密关系是否带有性的意味。
- 赌博，比如扑克、体育博彩和日内交易。
- 购物强迫症，如淘宝、eBay 等。
- 强迫性网上搜索/浏览网页，或是在线工作狂倾向。
- Facebook、Twitter、Pinterest 以及与社交媒体相关的强迫症。
- 游戏，包括沉浸式的大型多人在线角色扮演游戏（如《魔兽世界》）、《使命召唤》这样的多人游戏、《与朋友一起接龙》（*Words with Friends*）和《虚拟农场》（*Farmville*）这类或多或少具有社交性质的游戏以及《单人纸牌》（*Solitaire*）和《扫雷》（*Minesweeper*）这样的单人游戏。

附录三　认知疗法与十二步项目的分歧

对成瘾的认知研究主要始于阿伯特·班杜拉（Albert Bandura）的一篇经典论文（该论文如今已成为成瘾研究者的必读篇目）。1977 年，班杜拉提出：根据一个人对自我效能（self-efficacy）的期待，不仅可以预测出他是否会采取应对成瘾的策略，还能预测他会做出多少努力来应对成瘾，以及在面对压力和其他挑战时，他的努力具有多少适应性。这种说法当然很有道理，因为你会自然地认为，你有多大的可能性做成某事取决于你对做成这件事有多少期待。

已故的阿兰·马拉特被许多人视作渴求研究之父，在其职业生涯中，他致力于进一步发展并检验班杜拉的这一观点。马拉特提出，酗酒者是否会在某个高危情境中饮酒取决于他对饮酒后果的认知。酗酒者头脑中的各种扭曲会使他得出错误的结论，使他无法看清选择与后果之间的关系。因此，疗法的重心在于对付那些会将酗酒者置于高危情境的行为，并特别注意酗酒者就"某些决定与其结果之间的关系"而得出的错误结论。当然，疗法也可以着重分析饮酒者对高危情境的反应，并帮助他们制定出更有效的应激源应对策略。这会让酗酒者对成功更有信心，他们因而更有可能做出必要的努力并在未来保持节制。马拉特对一些概念进行了强调，比如复发的"隐性前因"和"直接定因"（immediate determinants）。他指出，虽然酗酒者做出的许多决定在当时看来与其饮酒问题毫不相干，但这些决定却往往直接导致了复发。研究的确证实，通过阻断并改正不良的决策行为，马拉特的方法能够帮助许多具有酗酒问题的人（特别是在短期内）避免自毁行为。

在马拉特看来，当酗酒者被暴露于高危情境中时，如果做出了无效的反应，那他们的自信心便会因此消减，甚至感到自己的头脑中有一个结（某种认知扭曲），这叫"破堤效应"①，如此一来，他们再次饮酒的可能性就变得更大了。由马拉特及其后继者发展起来的疗法旨在从各个方面阻断这一级联反应（cascade）②，恢复患者的效能感并重新为他们的"工具箱"配上认知和行为工具。

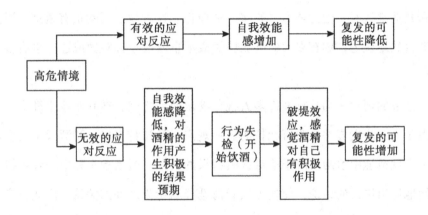

上图向我们展示了其整个过程，这非常有意义。研究渴求的人们已对该模型的各个要素进行过检验，他们发现它是站得住脚的。换句话说，该模型

---

① 破堤效应（abstinence violation effect）又称"失操守效应"，是指个体在经过一段时期的戒断后重返恶习时所体验到的负面认知反应（比如认知的不协调）和负面情感反应（比如内疚感和羞愧感）。——译者注。

② 指医学上的一系列连续事件、步骤或阶段。其中，前一事件会激发后一事件，直到级联反应的最后一个事件为止，这整个过程就如瀑布（cascade）下落一般。——译者注。

做出了一个尚可接受的解释。它解释了当酗酒者有效地应对了危险情境时，或是当他们无法成功地做出应对时到底发生了什么。从这个模型来看，自我效能感是降低复发可能性的关键。

然而，不幸的是，这似乎与十二步康复法的理念相抵触。不过，它们确实有效，并且该体系的中心原则之一就是：效能来自一种更高的力量，而我们自身（或者更准确地说是自我①）实际上是问题的根源。而十二步项目则降低了自身的重要性，它提出，一个人自身并不能产生坚定的思想并借此防止自己踏上物质使用的道路。

我们怎样才能调和这种表面上的不一致？这种不一致到底是什么？酗酒者是否是因为自我效能而保持节制？他们之所以会对高危情境做出新的反应，是否是因为马拉特所指出的那些原因？或者，酗酒者是因为承认了自己的无能为力并接受了一种更高的力量，节制才得以被保持吗？这些观点是如此地对立，以至于在大多数情况下，它们并未在治疗领域内得到成功调和。相反，成瘾治疗领域被两极化了，十二步康复法的支持者们与认知—行为治疗师们各踞一方，水火不容。尽管存在许多例外，但这里明显有着一种趋势：学者们倾向于站在认知理论（或认知相关理论）的一边，而非学者们则更支持十二步康复法。

然而，这里的问题并不仅仅是理论上的或学术上的。患者们曾受到困惑和信息混乱的折磨，毕竟，戒酒会及其他十二步项目是基于下列观点而建立

---

① 为便于区分，the self 在此被译作"我们自身"，而 the ego 则译作弗洛伊德心理学上的"自我"，它位于本我（id）和超我（super-ego）之间并负责协调这两者的关系，它根据现实原则。但 self-efficacy 中的"self"只是纯粹意义上的自我，并不涉及心灵的内部结构，因此仍然译作"自我效能"。——译者注。

的：一种更高的力量能够做到个体不能做到的事。许多参加马拉特式治疗项目的患者会被告知，自我效能才是节制的根本。于是，当他们参加十二步会面并了解到自己才是问题所在，而且只有依靠一种更高的力量才能够让其保持节制时，他们的成功可能会被破坏。十多年来，我一直在观察这种对抗，可以说，这就是很多困惑、悲痛甚至是恶习复发的根源。

困惑部分来自"自我效能"这一术语。如果我们简单地将它看作"效能"而非"自我效能"，大多数争论便会烟消云散。那些保持了长期节制的十二步项目成员说，他们有一种坚定不移的信仰，那就是在参加这些项目后，他们将获得康复，他们知道十二步项目确实在起作用。这种效能感（尽管并非完全是自我效能）恰恰像班杜拉和马拉特预测的那样带来了好的结果，他们将自己的成功归于某种大于其自身的力量。可大多数人也承认，力量深藏于自身内部，尽管他们也强调这种力量与他们自身的差异。这样看来，马拉特的图与十二步康复法的各种观点有着高度的一致，其中就包括下面这一共同经验：患者采取的一系列行动（步骤①）让他可以有效地应对高危情境。

在十二步康复法和用于治疗成瘾型障碍的谈话疗法之间还存在另一个差异（尽管某些疗法是为促进患者参加十二步团体而特别设计的，但十二步项目并不是一种疗法，对这个明显的差异，我们在此略过不谈）：一般来说，十二步项目会强调说，它们是为帮助那些想戒酒（或是戒毒，或是戒除其他问题行为）的人而设计的②。确实，许多人在出席十二步会面时尚未准备好

① 原文为 Steps，首字母大写，指的是十二步项目（Twelve Step）的各个"步骤"。——译者注。

② 即是说，十二步康复法强调主体的能动性，它首先要求患者从主观上愿意接受治疗。——译者注。

进行戒断（这些会面常常能够帮助一些摇摆不定的人），但这些项目一般会指明它们的帮助对象，即那些想要戒断的人。请思考一下摘录自《匿名戒酒协会指南（第四版）》中的这几句话：

当然，我们认为读者想要进行戒断。

如果你已下定决心要得到我们所能提供的东西，并且愿为之付出任何努力，那么你就已经做好了行动的准备。

认知疗法及其他类似方法（其中有一种是"动机增强疗法"①）可以被用在那些尚未准备好进行戒断的人身上。或者，简单地说，治疗关乎发现（discovery），而十二步项目则关乎康复（recovery）②。因此，两种方法的另一个关键差异就在于它们所适用的目标群体不一样。

然而，分歧（或困惑）的另一个根源则是下面这种错误观点：十二步项目认为人们无法仅仅通过思考而摆脱酗酒（或是毒品，或是某种成瘾行为），而诸如马拉特式疗法的认知疗法却强调，要解决高危情境，思考（以及通过某些疗法而获得的思考过程的改善）是至关重要的。那么，到底哪种说法有理？你是否能够仅凭思考而获得节制？思考的作用是什么？哪个阵营才是正确的？在此我们再说一次，尽管该领域中的许多人都无法看清这一点，但这些观点之间的对立其实并没有那么大。实际上，十二步项目也强调思考的重

---

① Motivational Enhancement Therapy。——译者注。

② 在此，作者用 discovery 和 recovery 的前缀和词根做了个文字游戏。两个词中的 -covery 有"遮蔽、覆盖"之意，前缀 dis- 表示"去掉、取缔"，而 re- 则表示"重新、再次"，因此，discovery 可译作"去除遮蔽，去除那些蒙蔽目光的事物"，即"看清、发现"；recovery 则可译作"重新覆盖，重新获得所失去的东西"，即"康复"。——译者注。

要性，人们曾经用十二步康复法来应对不正常的思维模式：

让我们在醒来的时候仔细想想今天的计划。在开始新的一天之前，请将自怜、虚假或追逐私利的动机清理出我们的头脑。如此，我们便能放心使用大脑的功能。而当我们的大脑摆脱了错误的动机时，我们的思维模式将达到一个更高的层面。

换句话说，不管是十二步康复法还是用来应对渴求的认知疗法，它们都强调下面这一点：不正常的思想（匿名戒酒协会将头脑中的强迫观念、妄想或是怀有错误动机的思想均看作不正常的思想）驱动了酗酒行为，我们需要转变性的体验来解决这个问题。马拉特致力于发展以正念为基础的疗法来减少渴求和物质使用，这些疗法与十二步康复法的关系十分密切。

承认有一种比个体更强大的力量，并且意识到自己有必要在所做的每件事上都依赖这种力量——这是十二步项目极为强调的一点。在认知疗法及其相关疗法看来，改变思维方式是绝对重要的，要达成这种改变，我们应该不断训练，迫使自己审视并更正做出的结论（关于我们所经验到的事实的结论）。这两者之间实际上并不相互排斥，并且，我们可以为那些从认知疗法中获益的人做更多的事，帮助他们将十二步项目引入自己的康复训练中，而不是创造一种激烈且极具破坏性的"非此即彼"的情形。这是非常重要的，因为人们可以在十二步团体中找到渴求患者所能得到的大部分社会及心理帮助，并且，如果利用十二步项目，我们将更容易触及成功康复的核心。

最重要的一点是：当人们遭遇渴求时，当人们深处成瘾型疾病所带来的苦痛中时，他们并非总能依靠自己的大脑来自助并避免向自己的冲动屈服。有时候，他们或许能用自己的思考来帮助自己，但是，不管是谁，如果他想取得真正的成功，那他还需要做点别的事：他的思想需要改变；他自身需要改变。这就需要采取我在本书中提到的那些行动。

原编者按

为保护相关人物的隐私，本书中涉及姓名、细节及环境的信息可能经过了改动。

本书并不能替代健康护理专家的建议。

Alcoholics Anonymous（匿名戒酒协会）、AA（戒酒会）、Big Book（大书）是匿名戒酒协会世界服务公司（Alcoholics Anonymous World Services，Inc.）的注册商标。

好 书 推 荐

基本信息

书名：《最熟悉的陌生人：自我认知和潜能发现之旅》

作者：【美】提摩西·威尔逊

定价：45.00 元

书号：978-7-115-34163-1

出版社：人民邮电出版社

出版日期：2014 年 1 月

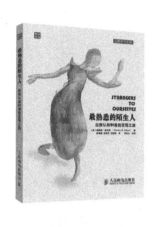

推荐理由

★ 社会心理学大师提摩西·威尔逊继经典畅销书《社会心理学》之后的最新作品。

★ 荣登《纽约时报》"年度最具思想性的 100 本图书"榜单，为当今心理学界最具影响力的著作之一。

★ 哈佛大学出版社最受热捧的心理学图书，长期盘踞美国亚马逊心理学图书畅销排行榜榜首。

★ 稳居"当当心理学榜"前五名，入选人民邮电出版社"2014 年图书馆馆配十佳图书"。

媒体评论

威尔逊的《最熟悉的陌生人》具备了大众心理学图书应该具备但却很少具备的特性：富含思想、内容精彩、意义深远。

《纽约客》

《最熟悉的陌生人》里有太多地方能引起读者共鸣，且不会随时间而"讨人嫌"……逻辑脉络清晰、引人入胜，题材具有启发性和趣味性。尽管威尔逊认为内省在揭示真实自我方面的能力有限，但倘若哪位读者读完此书后并没有兴趣进行详细的自我探测，那定是一个愚钝之人。

《泰晤士报文学评论副刊》

提摩西·威尔逊提出了一种吸引眼球的、有讨论空间的且具权威性的见解，使"我们为何不能预测心底之事"这一问题明朗化。事实上，他人通常对我们的内心世界了解更多，因为他们能够更好地监测我们的行为和身体语言。《最熟悉的陌生人》确实值得一读，发人深思。

《新科学家》